田辺有理子
YURIKO TANABE

ナースのための
アンガーマネジメント

怒りに支配されない自分をつくる
7つの視点

メヂカルフレンド社

はじめに

　本書は、看護師が自身の感情をマネジメントする技術を学ぶための入門書です。

　なぜ、感情について学ぶのか。それは、どれほど多くの看護の知識やすぐれた技術をもっていても、感情のマネジメントができない看護師は、患者に質の良い看護を提供することはできないからです。

　倫理上の問題を含む事例（事件）や不適切なケアは、理論を学び、接遇や言葉づかいを学ぶだけでは解決できないことがあります。実際に問題が生じた際に当事者から聞かれるのが「つい」や「カッとなって」という言葉です。わかっていても抑えられなかったというのです。そしてこれは個人の問題では済まされず、病院の信頼を失墜させるほどの事態を招く危険性もあります。

　看護師の現任教育において、看護師自身の感情やコミュニケーションスキルに焦点を当てた研修が導入されています。看護倫理、ハラスメントの防止、スタッフのメンタルヘルスなどに関して、院内研修や施設を越えた集合研修など、多様な研修が開講されています。上手に感情のマネジメントをできないスタッフがいる組織では、集合研修がそのスタッフの意識と組織の風土を変えるきっかけになる場合があります。

　パワーハラスメントやいじめの問題についても、法令や社内規定の教育だけで解決することはできません。上司は注意や指導と思っていても、部下のほうはハラスメントと感じるなど、認識が食い違うこともあります。今、管理者向けに感情に焦点を当てた指導法や叱り方などのトレーニングが求められています。

　また、スタッフのメンタルヘルス不調による休職や離職などの課題についても対応が求められています。医療現場における慢性的な

人材不足の影響もありますが、人が増えれば解決できるというものではなく、チームで働くなかでは人間関係のストレスを避けることはできません。メンタルヘルスを保つためには、自身のストレスマネジメントと他者との良好なコミュニケーションが必須です。

　本書では、アンガーマネジメント、アサーティブコミュニケーションの技法などを用いて、看護師のための感情のマネジメントを考えていきます。アンガーマネジメントは、怒り（anger）とうまく付き合うためのトレーニング、アサーティブコミュニケーションは、自分も相手も大切にしたコミュニケーションです。また、倫理やハラスメントなどの問題に対する法令、労務管理、知識教育などでは補いきれない感情の問題を扱っていきます。しかし、臨床現場で起きているさまざまな問題が、スタッフ個々の感情のマネジメントのみで解決できるわけではありません。適切な人員配置や労務管理が行われ、さまざまな知識や技術の教育も行いながら、併せて活用していくことをお勧めします。

　また本書では、怒りを中心として感情への対処法を紹介しますが、これは不安などの扱いにくい感情への対処や、ストレスケアなどにも応用できます。その意味では、アンガーマネジメントは、自分の感情とうまく付き合っていくための基本スキルといえます。

　自分の感情に振り回されて苦しんでいる看護師が、基礎知識とテクニックを身につけ、少しでも気持ちを軽くしていってほしいという願いを込めて本書をつくりました。看護師がいきいきと働けるために、ささやかなお手伝いができれば幸いです。

CONTENTS

はじめに 2

PART 1 看護師に求められる感情のマネジメント　9

1 なぜ看護師に感情のマネジメントが求められるのか……… 10
- 患者や家族の言動に感情が揺さぶられてしまう　12
- 職場の人間関係は難しい　14
- 看護管理者に求められる感情マネジメント　16

2 アンガーマネジメントとは ……………………………………… 18
- アンガーマネジメントが発展してきた背景　20
- 看護倫理との親和と相違　22
- 看護師がいきいきと働くためのスキル　24

PART 2 感情とは何かを知る　25

1 感情と付き合うために自分の感情に気づこう …………… 26
- 感情とは　28
- 感情は生理学的変化である　30

2 怒りとは ………………………………………………………… 32
- 怒りには身を守るための役割がある　34
- 感情の背後には別の感情がある　36
- 看護師-患者関係に影響される　40
- 怒りをぶつけやすい人ぶつけられやすい人　41

3 付き合いにくい感情あれこれ ……………………………… 42
- 不安：漠然とした恐怖心　44
- 嫉妬：ひがみやねたみも自分の感情　46
- Column　怒りのエネルギーは使い方次第　48

PART 3　自分の怒りの傾向を知る　　49

1　何に怒っているのか　　50
- 怒りを数値化する　52
- 怒りをメモする　54

2　自分の傾向を知って対処法を身につけよう　　56
- 怒りのスイッチが入ると爆発するタイプ　58
- 一日中怒っているタイプ　60
- 根にもって過去を引っ張り出して怒るタイプ　62
- 攻撃的に怒るタイプ　64
- Column　マインドフルネスを取り入れよう　66

PART 4　怒りの引き金を探る　　67

1　自分の感情を生み出しているのは自分自身　　68
- 怒りが生まれる仕組み　70
- 出来事を意味づけるのは自分の経験や価値観　72
- 自分と相手の「当たり前」が同じとは限らない　74
- 程度の違いがある　76
- 組織には独自の文化やルールがある　78
- 常識は時代とともに変化する　80
- 経験の蓄積が看護観をつくる　82

2　ものごとの許容範囲を広げよう　　84
- コアビリーフを書き出す　86
- 別の考えに書き換えてみる　88
- 「まぁいいか」と思える範囲を広げる　90
- Column　小さなこだわり　92

PART 5　勢いに任せた言動を防ぐ　93

1　反射的な対応を防ぐために怒りから離れる　94
- 自分を落ち着かせる言葉をもとう　96
- 実況中継してみよう　97
- 数を数える　98
- 無になる　99
- グーパー運動をする　100
- 手のひらに書いてみる　101
- とりあえず〇〇する　102
- ひとまずその場を離れる　103

2　長引く怒りから自分を立て直す　104
- 白紙に戻す　106
- 怒りのかたちを取り出して捨てる　107
- リラックスする　108
- 身体を動かす　109
- 意識を目の前のことに集中する　110
- 怒ったときほど笑顔で過ごす　111
- 成功体験を呼び起こす　112
- 事実と思い込みを分ける　113
- Column　愚痴は怒りを増幅させるかも？　114

PART 6　不要な怒りに振り回されない　115

1　心身の健康を保つためのストレスケア　116
- ストレスの基礎知識　118
- 看護師のストレッサー　120
- ストレスへの気づき　122
- 堪忍袋　124

2 怒っていないときに取り組むセルフケア ……………… 126
- 感情を整えるための健康管理　128
- 一日の終わりに感情もリセットする　129
- ワンパターンから抜け出す　130
- いつもと違うことに挑戦する　131
- 幸せ日記をつける　132
- 成功日記をつける　133
- 怒った人には近づかない　134
- 丁寧な所作と言葉づかい　135
- 穏やかに振る舞う　136
- 対応のうまい人を真似してみる　137
- Column　表層演技と深層演技　138

PART 7　上手に怒る　139

1 怒るか否かは自分で決める ……………………………… 140
- 行動を決める基準をもつ　142
- 看護師としての判断基準をもつ　144

2 怒ると決めたら上手に怒る ……………………………… 146
- アサーティブコミュニケーションを目指す　148
- 怒るときのNGワード　150
- 「私」を主語にして話す　152
- 人格ではなく行動に注目する　153
- ソリューションフォーカスで怒る　154
- リクエストする　155

おわりに　156
参考文献　158

illust/スタートライン

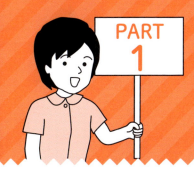

看護師に求められる感情のマネジメント

1 なぜ看護師に感情のマネジメントが求められるのか

　看護師は、さまざまな対象や状況に対して、感情が揺さぶられる体験をします。患者や家族に対して、同僚や部下、上司に対して、あるいは医師やその他の職種、ほかの部署、ほかの関係機関など、看護師がかかわる相手は多様であり、さまざまな相手に対して怒ったり、がっかりしたり、悔しい思いをしたりします。

　自分の感情を抑えるのは難しいことですが、看護師などの対人援助職は、時に感情を表に出さないことが求められます。たとえば、患者に怒りをぶつけられた際に自分も感情的になると、その後の患者との関係構築がうまくいかなくなったり、スタッフ間の関係を悪化させたりするかもしれません。また、プライベートで良いことがあっても高揚する気持ちを抑え、看護師として患者に対応しなければならず、反対につらいことがあったときにも明るく振る舞うことが求められます。

　看護師として働くなかで、自分のその時々の感情を表出できず自分のなかにため込んでいると、そのうち自分の感情に鈍感になってしまうことがあり、それは燃え尽き症候群のリスクになります。しかし、看護師に求められるのは感情に鈍感になることではありません。自分の感情に気づき、その感情を認めて、上手に付き合っていくことが大切です。

看護師は、病気に関連する不安やストレスを抱える患者に接し、多忙ななかで正確な判断や対処が求められ、職種間では連携や協調も必要であるなど、非常にストレスが高く疲弊しやすい職業といえます。しかし、看護師が苛立ちや怒りの感情をもっていると、本人が気づいていなくても周囲に影響を与えることがあります。多くの看護師は、傾聴や対象理解について学んでいますが、自身の感情に気づき、適切に表現することについては十分な教育を受けていません。そのため、看護師にとって感情のマネジメントは重要な課題なのです。

　また、看護単位や職種間での連携や協働が求められる医療の現場において、良好なコミュニケーションが不可欠です。しかし、どこの職場でも人間関係には大なり小なり悩みがあるのではないでしょうか。感情のマネジメントは、患者への対応だけではなく、部署内外、あるいは関係機関への対応など、人に接する多様な場面において求められます。

　チームのリーダーや管理職になれば、患者や家族からのクレームなど困難な場面への対応や、医師や他の職種、部署間での交渉や調整、部下への指導など、感情のマネジメントを要する場面が増えていきます。組織のマネジメントには、管理者自身の感情をいかにマネジメントしていくかが問われます。

　近年、スタッフのメンタルヘルスを保つためのストレスケアについて、多くの情報提供や啓発が行われるようになりました。看護師のメンタルヘルスの課題に対しては、これまでもさまざまな対策が講じられてきましたが、怒りの感情に悩まされる看護師にとって、ストレスケアのなかで怒りへの対処へのニーズが高まっていると感じます。

患者や家族の言動に感情が揺さぶられてしまう

 「どういうわけかうまく対応できない」「あの患者さんの言い方が癪に障る」など、特定の患者にイライラさせられることがありませんか。冷静に穏やかに対応しなければいけないとわかっていても、患者の言動に感情が揺さぶられることがあるものです。

 しかし、患者や家族に対して強い口調や険しい表情で対応すると、相手が萎縮したり、不信感や不満を呼び起こしたりするかもしれません。看護師など医療者のストレスや不満のはけ口が患者へ向かえば、不適切なケアや虐待へとつながる危険性もあります。自分の感情を抑えられず不適切な対応をしてしまったら、それがたった一度、ほんの一瞬のことであったとしても、患者や家族を傷つけたり脅かしたりします。それがクレームとして戻ってくれば、職場での立場が危うくなる心配もあります。なかには、冷静に対応できなかった自分を責めてしまう人もいるかもしれません。自身の感情の揺れ動きをどう扱っていくのかは、看護師にとって重要な課題といえます。

 看護師が自身の感情に向き合う必要性については、半世紀以上前から議論されています。1950年代に米国では、患者と看護師との相互作用を深める看護理論が発展し、看護師自身の知覚や感情に焦点が当てられてきました。看護理論家のペプロウ（Peplau HE）[1]は、看護師と患者との治療的関係のプロセスに焦点を当て、プロセスレコードを用いて患者の言動、態度、表情を観察するだけでなく、看護師自身の言動や感情、思いも記録して、看護師の主観的な判断や気持ちの動きをとらえました。

 オーランド（Orlando IJ）[2]は、患者と看護師との人間関係のダイナミクスのなかで、看護師が患者の言動を知覚し、それによって

思考が引き起こされ、その知覚や思考から感情が引き起こされる、という流れで看護師の反応を表しています。ウィーデンバック（Wiedenbach E）[3]は、患者のニードをとらえ適切な援助を導くための手がかりとして、看護師の思考と感情に着目しています。看護師の知覚や感情は、同じ事象に対してもそれぞれに異なり、そうした自身の感情の揺れ動きを的確にとらえることが求められるのです。

　自身の感情の揺れ動きを自覚して表現することについて、エモーショナルリテラシーという概念があります。1996年にゴールマン（Goleman D）[4]のベストセラー『EQ（Emotional Intelligence Quotient)』で示唆されたことで広く知られるようになりました。エモーショナルリテラシーは感情（emotion）の読み書き能力という意味で、感情を認識し、その意味をとらえ、状況にふさわしい表現ができる能力です。ビジネス、犯罪者の更生教育、初等教育など広く活用され、看護にも不可欠な基礎的能力といえるでしょう。

　とはいえ、患者との関係において生じる看護師自身の感情の揺れ動きに向き合うことは容易ではありません。看護師は自分の感情を抑えて、場面にふさわしい表情や態度をとることが求められます。ホックシールド（Hochschild AR）[5]は、航空会社の客室乗務員の仕事を「感情労働」と表現していますが、看護にも肉体労働、頭脳労働とともに感情労働が求められています。

---

1) Peplau HE（1952）／稲田八重子，小林冨美栄，武山満智子，他訳（1973）．ペプロウ人間関係の看護論．医学書院．
2) Orlando IJ（1961）／稲田八重子訳（1983）．看護の探求―ダイナミックな人間関係をもとにした方法．メヂカルフレンド社．
3) Wiedenbach E（1964）／外口玉子，池田明子訳（1969）．臨床看護の本質―患者援助の技術．現代社．
4) Goleman D，土屋京子訳（1996）．EQ―こころの知能指数．講談社．
5) Hochschild AR（1982）／石川 准，室伏亜希訳（2000）．管理される心―感情が商品になるとき．世界思想社．

職場の人間関係は難しい

　あなたの職場には、あなたをイライラさせるスタッフがいるかもしれません。時にはそれが上司だったり部下だったり、指導している後輩だったり、ほかの職種や部門、関係機関など、さまざまな相手が想定されます。

　看護の仕事に一人で行う職場は多くはありません。少なくとも最初は誰かに仕事を習い、現任教育を受けるでしょう。教え、教えられる人の関係においても、また同僚や上司、部下などとの関係においても、人との関係には相性や、考え方の相違があります。人数が多ければ苦手な人もいるものです。そもそも仕事ですから仲良し同士だけで働くことなどできません。しかし、人は仲間やグループをもつことで安心したり、敵対する人をつくることで自分を保とうとしたりすることもあります。日々一緒に働く部署内の人間関係にはさまざまなドラマがあるものです。

　また、看護師は、多くの職種や部署、あるいは関係機関と連携して働いています。一つの事象に対して多様な視点でアセスメントし意見を出し合いながら、それぞれの専門性を発揮することで、より高度な医療的ケアを提供できます。このようにして多職種によるチーム医療が成り立っています。しかし、医師やほかの職種、ほかの部署に対して腹が立ったり、あるいは相手の顔色をうかがったり、連携に苦慮していることがあるかもしれません。

　相手を怒ったり、あるいは怒られた相手に対して萎縮して何も言えなかったりすることもあるでしょう。そうした状況で働いていると、それが看護の現場や職場内の人間関係にも影響します。怒りは身近な人に対して強く感じやすく、感情をぶつけやすいものです。同僚が指導に悩んでいるときには「新人はできなくて当たり前」な

どと冷静にみていられても、自分が指導した新人看護師が失敗したら「何度言ったらわかるのよ！」と怒りたくなるかもしれません。

　これが職場内の人間関係に影響すれば、いじめや嫌がらせ、パワーハラスメントなどの問題に発展する危険性もあります。医療の質や職場の働きやすさが低下し、さらにはスタッフの離職などの問題が生じかねません。離職が多い職場は常に人手不足で、仕事が忙しく、気持ちの余裕がなくなり、職場の人間関係がさらに悪くなるという悪循環に陥ります。

　日々の業務の忙しさやケアの質を向上させるための技術などだけではなく、人間関係に悩みを抱えているという人が多くいます。これらはどの業種にも共通した悩みですが、特に医療や福祉の現場においては、大きな課題となっています。しかし視点を変えると、チーム内のコミュニケーションやスタッフのストレス対処によって、業務の効率化が図られ残業が減り、離職者が減り、患者のケアに対する満足度を上げるという可能性があります。

　チームリーダーや看護管理者の立場では、部下の看護師が高圧的な態度で患者に接して患者から苦情が出た、職場の和を乱すスタッフがいるなどの悩みを抱えている人もいるかもしれません。近年アンガーマネジメントを取り入れた研修が増えており、研修などをとおして多様な考えに触れ、本人が変わるきっかけをつかむことができる場合もあります。しかし、その問題のある本人が自分から変わりたいと思わなければ、周囲の人がその本人の考え方を変えることはできません。

　まずは、チームリーダーや管理者自身が自分の感情をマネジメントし、いきいきと働けるようになること、その姿を見て自分も学んでみたいと思ってもらえればラッキー、というぐらいの心持ちで自分のスキルを磨いてみてください。

看護管理者に求められる感情マネジメント

　筆者は、これまで患者から看護師に向けられる暴力の問題をテーマに調査研究、院内研修などを行ってきました。そのなかで、看護師は患者からの暴言や暴力だけでなく、実は同僚や上司の言葉や態度によっても傷ついているという事例が多く潜んでいることがわかってきました。患者に対して乱暴な言葉づかいをしたり、管理的、威圧的な態度で接したりする看護師がいることや、「上司や同僚が誰かを怒鳴っている声を聞くことのほうが苦痛だ」という意見が複数寄せられたのです。

　また、看護師へのインタビュー調査では、患者から暴力を受けた出来事を報告したら、よけいな仕事が増えたとばかりに師長がため息をついたという体験が語られました。その後でその師長がねぎらいの言葉をかけたとしても、そのときの一瞬の言葉や態度が看護師を傷つけてしまったことに変わりはありません。

　組織のなかで上に立つ人ほど感情のマネジメントが求められます。怒りやすい人のもとに優秀な部下は集まりません。そして、不適切な怒りは判断力を低下させ、大事なときに判断を誤り、周囲の信頼を失うことにつながります。本書で紹介するアンガーマネジメントの考え方やテクニックは、看護師の苛立ちや怒り、不安などの感情をマネジメントするほか、リーダーや看護管理者にとっては部下の育成指導などへ活用できます。

　組織のなかでは、部下や後輩を注意・指導し、時には叱る必要がありますが、感情的になってしまっては、伝えたいことが伝わりません。また、「今どきの若者はすぐに心が折れるので何も言えない」という声も聞かれますが、仕事のうえで怒る必要があるときには怒らなくてはいけません。

「怒ること」と「怒らないこと」の基準が曖昧な場合もあります。たとえば、いつも始業時刻ギリギリに駆け込んでくるスタッフがいるとします。ギリギリに駆け込んできたのに、大目にみてもらえた、あるいは今日は怒られた、とその日によって師長の対応が違っていたらどうでしょうか。そのスタッフは、「今日は怒られなくてラッキー」とか、「今日は師長の機嫌が悪かった」と受け取るかもしれません。怒るか否かの判断が機嫌に左右されるようでは、優秀な管理者にはなれません。

　怒ることの基準を明確にすると思考が整理され、そのときの気分に影響されず一貫した対応ができます。無駄なことに怒るエネルギーを消耗せずに済み、仕事や生活がより快適になります。

　また、怒るときには「適切な表現方法」と「適切な場所」が重要です。怒っているのに適切に表現できない、あるいは怒れない人は部下を育てることができないし、生命にかかわる医療現場で患者やスタッフの安全を守ることができません。注意や指導の際には、人前でなく1対1で、メールなどでなく対面でという配慮を心がけている管理者もいると思います。患者やほかのスタッフの前で感情的に叱責するのを防ぐことも重要です。感情に振り回されるのではなく、適切に怒ることができる職場管理を目指してください。

　怒ることは、興奮して怒鳴り散らすことではありません。自分の価値観や規範から外れた状況に対峙したとき、冷静にその事実を伝え、修正してほしい行動を伝える、それだけのことです。怒りをなくす必要はありませんが、「怒らなくてもいいことには怒らない」「怒るときには、適切な表現方法や場所を選ぶ」という2つのポイントを身につけると、組織内のコミュニケーションが円滑になり、今よりもっと職場環境が快適になるのではないでしょうか。

2 アンガーマネジメントとは

> アンガーマネジメントとは
> 不要な怒りに振り回されず
> 必要なときに上手に怒りを表現できること

　怒りに任せて声を荒らげてしまった後で、「言い過ぎた」と悔やんでも、「つい」「とっさに」出てしまった一言が、相手の怒りを買ったり、あなたに怒りっぽい人というレッテルを貼ったり、信用を失うこともあります。怒りによって、周囲の人との関係が壊れてしまっては取り返しがつきません。

　アンガーマネジメントは、怒りの感情と上手に付き合うための技術です。これは、単に怒らなくなるという意味ではありません。不要な怒りに振り回されないことも大切ですが、それだけでなく、怒る必要があるときに、上手に怒ることも含みます。カッとなった勢いで、つい声を荒らげてしまうなど、怒りの感情に飲まれて不適切な発散をして、後から「あんな言い方をしなければよかった」と悔やむことがあります。また、誰かに怒りをぶつけられ、その場では何も言えずに堪えて「やっぱりあのとききちんと言えばよかった」と悔やむこともあります。

そこで、「言い過ぎた」「言えなかった」という怒りにまつわる後悔をしないためのスキルを身につけるのです。
　アンガーマネジメントは、不要な怒りに振り回されず、必要なときには怒りを表現できるようになるためのトレーニングです。怒りを表現できるというのは、相手を脅かしたり傷つけたりせず、物に当たったり壊したりせず、また自分のなかにため込み過ぎず、怒っているということを上手に伝えていくということです。言い換えると、アンガーマネジメントは、自分の感情とそれに伴う言動に責任をもつということです。
　アンガーマネジメントには、看護に役立つ要素が多く含まれています。しかし、看護師が直面する困難のすべてが解決できるわけではありません。イライラの原因を根本から取り払うことはできないし、他人を思いどおりに動かすこともできません。努力してもどうにもならないことはあります。そうしたことを受け入れ、不要な怒りやストレスに振り回されないようになるためのスキルを学びます。そのなかで、思考を整理し、解決志向で取り組む力を身につけていきます。
　アリストテレスは、「怒るべきときでないときに怒るのは愚かである。また怒るべきときに怒らないのは臆病者である」[6]という言葉を残しました。いつの時代にも、適切なときに適切な方法で怒ることができるのが賢者なのでしょう。
　私たちは日々、怒ることがあっても「怒り」やその対処法について学ぶ機会は多くありません。「怒りとは何か」を知って、対処術を身につけ、自分の感情と上手に付き合っていきましょう。

---

6) アリストテレス著，高田三郎訳（1971）．ニコマコス倫理学（上）．岩波書店，p.198-203.

アンガーマネジメントが発展してきた背景

　アンガーマネジメントは、1970年代から米国で発展してきたとされます[7]。もとはドメスティックバイオレンス（DV）の被害者や加害者、黒人やヒスパニックなどのマイノリティーへのメンタルヘルスプログラムや、軽犯罪者の矯正プログラムなどに用いられてきました。こうしてみると、アンガーマネジメントには怒りや攻撃を受けた側へのケアという色彩があることがわかります。怒りへの対処は、不安への対処と共通した部分もあり、扱いにくい感情と向き合うためのプログラムと考えることができます。その後、2001年の米国同時多発テロ事件で社会不安が広がり、一般に普及してきました。現在は、米国、カナダ、英国、オーストラリア、ニュージーランド、インド、フィリピン、マレーシア、シンガポールなど多くの国々で活用されています。

　米国では、暴力や犯罪、ロードレイジという怒りによる危険運転などについて、裁判所からアンガーマネジメントの受講命令が出るという制度もあるそうです。日本ではそうした制度はありませんが、暴力や、あおり運転などに関連してアンガーマネジメントが紹介されることも増えてきたように思います。

　日本でアンガーマネジメントを学ぶ場としては、企業研修、教育現場、子育てや夫婦間のイライラへの対処などの研修があります。関連の書籍も増えてきました。

　具体的には、クレーム対応のように怒りの感情をぶつけられる場面を想定した企業研修や、ハラスメントの防止、部下の教育における叱り方などに活用されています。医療現場や接客業など対人援助職での研修でもこのような視点が取り入れられています。

　教育現場では、子どものいじめやキレやすい子どもなどの問題へ

の対応が課題となっているほか、教員による体罰の問題やモンスターペアレントとよばれる保護者への対応など、社会的な問題に関連して需要が高まっています。

　育児にまつわる母親のイライラや配偶者（パートナー）に対する不満に対しても、活用されています。毎日一緒に過ごす家族だからこそ怒りが高まりやすくなりますが、本当は円満に穏やかに笑顔で過ごしたいと思っているのです。

　介護や福祉においては、高齢者虐待防止法、障害者虐待防止法などの法制度の整備とともに実態調査が進み、虐待防止や人権擁護の観点から対人援助職の感情のマネジメントが課題となっています。医療の現場では、虐待といわなくても不適切なケアが問題となることもあります。離職防止、ストレスマネジメント、接遇、倫理などの課題に関連して、看護師自身の感情が注目されてきました。

　看護や介護などの職域の研修を行うと、仕事における事例のほか家庭や生活全般でのイライラのネタがたくさん飛び出してきます。多くの人がさまざまな領域で怒りに関する課題を抱えているのです。アンガーマネジメントが発展してきた背景には、怒りの感情の扱いに課題を抱えたさまざまな立場や状況に応じて、その対応を模索しながら発展してきた経過があります。

7）　安藤俊介（2017）．アンガーマネジメントの概要と歴史的背景．体育の科学，67（8）：546-550.

看護倫理との親和と相違

　アンガーマネジメントを看護の現場に照らして考えていくと、看護倫理との共通点が見えてきます。

　看護倫理では、倫理的価値に照らして、看護師がどのように対応するべきか、どう振る舞うべきか、あるべき姿を考えていきます。さまざまな倫理的価値が対立する状況のなかで、どう折り合いをつけていくのかという思考の整理にも役立ちます。アンガーマネジメントでは、自分の価値観を見つめ、その価値観に固執し過ぎず、ほかの考え方を受け入れる思考を身につけていきます。

　同じような価値観をもっていても、人によってその程度や優先順位が異なります。もし、安静が必要な入院患者が「どうしても外出したい」と希望したら、本人の望みを尊重したいけれど、安全を守ることも大事で、スタッフによっては2つの価値観の重みづけは異なり、対応も異なってきます。

　一人の患者に対して、「なにより本人の望みを尊重すべき」という価値を重視する看護師と、「患者の安全を守ることを最優先すべき」という看護師と、互いに自分の価値観が強固だと、相手の考えを受け入れられず対立してしまうでしょう。

　看護していくうえで意見の食い違いがあれば、ディスカッションをとおしてケアの方向性を導こうとします。倫理的な課題であれば、複数の倫理原則に照らしてその事例にとっての最善のケアについて考えるプロセスをとおして、チームメンバーのなかで折り合いをつけているのです。

　アンガーマネジメントを学ぶことは、思考を整理し倫理的価値の対立の解決に役立ち、看護師として働くうえで気持ちを軽くしてくれることがあります。

時には、看護倫理を学んでも「つい手をあげてしまった」など、わかっていても抑えられないという状況が生じます。要介護施設従事者などによる虐待や看護場面における不適切なケアなどです。このなかには、スタッフが適切に感情をマネジメントできていれば、防ぐことができる例もあります。このように、倫理規範を学んでも抑えられない部分を、感情をマネジメントするトレーニングで補完していくことができます。

　一方で、アンガーマネジメントには倫理や道徳と相容れない部分があります。たとえば、マナーの悪い人がいたとします。それが通勤途中の電車でのことなら、かかわらなければよいのです。見ていて不愉快になるなら車両を移るだけのことです。しかし、看護の場面ではそうできないこともあります。電車で迷惑行為があったら駅員や車掌が対応にあたるように、看護師は患者や家族への対応を避けられない場面もあります。また、同僚が不適切なケアをしていたら、見過ごせないこともあります。

　しかし、悪いものを見過ごせない、不正を正そうとしてとことん追い詰めようとする人もいるようです。アンガーマネジメントは、自分の感情をマネジメントするためのトレーニングですから、道徳的でないことやマナーが悪いことに対し、それを矯正したり裁いたりすることはできません。管理的な立場や職場のルールなどと自分の感情を混在したまま対応しようとすると、もつれてしまうこともあります。

看護師がいきいきと働くためのスキル

　看護倫理との共通点をもう一つ挙げます。

　日本看護協会の看護者の倫理綱領のなかに「看護者自身の心身の健康の保持増進に努める」と明記されています。患者に良質なケアを提供するためには、看護師自身が心身ともに健康であることが求められているのです。患者の希望を優先して理不尽なことを言われても自分だけが我慢すればいい、自分の感情にふたをして、自己犠牲を払いながら働き続けることは、自分のためにも患者のためにも、また職場のためにも有益なこととはいえません。

　アンガーマネジメントは、自分の感情にふたをするものではありません。自分の感情とうまく付き合っていくこと、怒りや不安などの感情を認め、そのような感情にうまく対処していくことで、心身ともに健康でいきいきと働くことを目指すものです。

　看護倫理では、患者や家族にとって最善の方法は何か、看護師がどうあるべきかを第一に考え、看護師自身の心身の健康は後回しになりがちではないでしょうか。今、看護師にアンガーマネジメントが求められる背景には、看護師自身が心身ともに健康でいきいきと働くために、自身の感情を健やかに保つことの重要性が見直されているからともいえるでしょう。

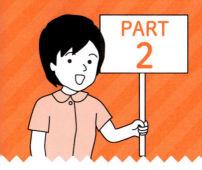

PART 2

感情とは何かを知る

1 感情と付き合うために自分の感情に気づこう

　私たちは、日々怒ったり、イライラしたりします。うれしかったり、楽しかったり、ワクワクしたりするように、不安になったり、悲しくなったり、緊張したり、ドキドキしたりします。それはすべての人に備わって自然にわき起こるものであり、良いも悪いもありません。ところが、時に感情を抑えられなかったり、不適切に表現したりして、扱いに困ることがあります。

　そこに現れる感情は、「怒り」「苛立ち」「悔しさ」「不信」「猜疑」「戸惑い」「混乱」「恐れ」「不安」「屈辱」「徒労」「焦り」「不全」など、さまざまでしょう。しかし、自分の感情を的確に表現することに慣れていない、あるいはそうした感情に気づかないということもあります。

　本書では、怒りの感情を主軸に感情との付き合い方を考えていきます。「怒り」は激しい感情の表出という印象があるかもしれませんが、ここではもっと身近な日常のこととして考えてみましょう。

　人とのやりとりのなかで、ちょっとした不調和が生じる場面があると思います。患者や同僚とのやりとりのなかで相手から思ったような反応が返ってこない場合、たとえば喜んでくれると思ったのにそうでもない、賛成してくれると思って発言したのに反対された、「そんな言い方をしなくてもいいのに」というような厳しい言葉を

投げかけられた、そんなときは感情が揺さぶられませんか。

　自分の感情とうまく付き合っていくために、まず感情を知ることから始めましょう。私たちは、さまざまな感情があることはわかっていても、それらの感情について学ぶ機会は多くありません。何らかの感情を自覚しても、それをうまく表現できない人もいます。自分にとって不快な感情を見ないようにしていると、感情に鈍感になり、いつの間にか自分のなかにたまっていきます。

　自分の感情を抑圧しながら働き続けることは、燃え尽き症候群を引き起こす危険性があります。また、怒りなどの感情を適切に表現できないと、暴力や攻撃性として表出することもあり、これは虐待につながる危険性があります。

　ここでは、「感情とは何であるか」という問いを立てています。いくつかの視点で自身の感情を見つめてみましょう。心身相関というように、心と身体は互いに関連して反応しています。身体の変化から感情に気づくこともできますし、感情を知ることで自分の心のありようがみえてくるかもしれません。

　特に、怒りや不安などの感情とうまく付き合っていくためには、感情を知り、自分のなかに生じる感情に気づくことが大切です。心地良い感情も嫌な感情も含めて、自分の感情を認めること、そして感情を表現する語彙力をもつことが大切です。

　また、患者の感情の表現から、心理社会的な背景や対応への糸口を探ることもできるのではないでしょうか。

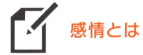 感情とは

　その昔、人間の心は、「知情意(ちじょうい)」という3つの働きによって成り立っているといわれてきました。「知」は知識・知性・理性などで、筋道を立ててものごとを考え、正しく判断する能力です。「情」は感情や情動などです。「意」は意志で、意欲や精神力、決断する力です。哲学者のカントは、この「知情意」のバランスによって精神活動を生み出していると説いています。

　「知情意」の「情」、感情については、これまで多くの研究者が議論を重ねてきました[1]。感情は、「快─不快」を両極として、その中間層の状態ととらえる考え方もありますし、「情動」「気分」「情操」を含む包括的なとらえ方もあります。

　時間を軸としてみると、「情動」は、急激に生じ、短時間で終わる比較的強い感情を指し、「気分」は数日から数週間持続する比較的弱い感情を指します。「情操」は、文化的価値に関連する学習をとおして獲得され、さらに性格や気質などの傾向が長い時間持続する場合は「人格特性」を形成してゆきます。

　感情を表現する「喜怒哀楽」という言葉には馴染みがあるでしょう。心理学では、人の感情について「喜び」「嫌悪感」「驚き」「悲しみ」「怒り」「恐れ」の6つを基本にして、ここから派生してさまざまな感情に分化すると考えられてきました。どれも経験したことがあると思います。しかし、実際には自分の感情をぴったりな言葉で言い当てられない、うまく表現できないということも多いのではないでしょうか。

　米国の心理学者のプルチック（Plutchik R）は、上記の6つに「期待（予測）」「信頼」を加えた8つの基本感情と、その組み合わせと対となる基本感情、そして感情の強さを分類して、感情の輪を作成

しました。怒りには、苛立ち、激怒というふうに、その強さが示されています。

ホフマン（Hofmann SG）[2]によれば、感情とは、多次元的な経験であり、覚醒と快・不快の程度の異なる水準で特徴づけられ、主観的経験、身体感覚、動機づけ的傾向と関連し、文脈的・文化的要因に色づけられ、個人内・個人間の過程をとおしてある程度制御されうるもの、と定義されています。

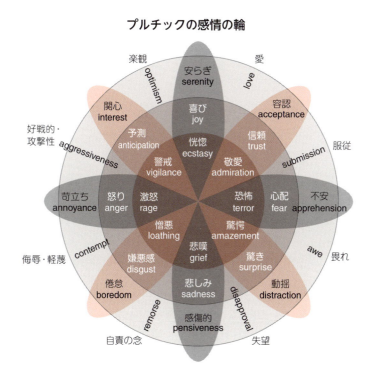

プルチックの感情の輪

---

1) 濱 治世，鈴木直人他（2001）．感情心理学への招待—感情・情緒へのアプローチ．サイエンス社．
2) Hofmann SG 著，有光興記監訳（2018）．心の治療における感情—科学から臨床実践へ．北大路書房．

感情は生理学的変化である

　生理学の分野では、「感情は生理学的変化のプロセス」ととらえられます。怒ると血圧が上がるという人がいますが、怒るたびに血圧を測定しているわけではなく、そうした身体の変化を感じるということでしょう。

　感情が生じる仕組みとして、何らかの感覚刺激が脳に伝達されて感情を生じるという経路と、高次の中枢から感情へという2つの経路が考えられてきました。19世紀の心理学者ウィリアム・ジェームズは、「骨格筋の動きが脳に伝えられて感情を生む」と考えました。たとえば、力をこめて両手を握っているとそのうちに怒りがわき起こるというものです。同じころに生理学者のカール・ランゲは、「自律神経系の反応が脳に伝えられて感情を生む」と考え、感情が末梢刺激によって生じるという考え方が「ジェームズ・ランゲ説」と呼ばれています。

　たとえば、突然ヘビを見たらゾクッと鳥肌が立つような感じがして、それが脳に届いて「恐ろしい」という感情が生まれるという流れです。「私たちは悲しいから泣くのではない。泣くから悲しいのだ。怒るから殴るのではない。殴るから怒るのだ」という考え方です。これは極論として、その後、感覚刺激と感情との関係や感情を生むメカニズムについては、研究が進んでいるところですが、身体感覚と感情とのつながりについては、皆さんも経験的に理解できることがあるのではないでしょうか。

　身体感覚に着目してみることも、自分の感情に気づく助けになります。「ムカムカする」「動悸がする」「胸が苦しくなる」「胃が痛くなる」「身体が熱くなる」「手に汗をかく」「周りが見えなくなる」など、感情とともにさまざまな身体的な変化が生じます。

怒りが高まると、「鼻息が荒くなる」「ため息をつく」「落ち着きがなくなる」「語気が荒くなる」「早口になる」「言葉数が少なくなる」「目つきが鋭くなる」など、表情や行動にも変化がみられます。

　怒ったときだけでなくうれしいときや楽しいとき、緊張したとき、焦ったとき、不安なとき、感情によってさまざまな身体感覚や行動が現れてきます。わき起こる感情やその程度によっても、身体の変化は異なります。まずは、自分の身体感覚や行動の変化に向き合ってみましょう。

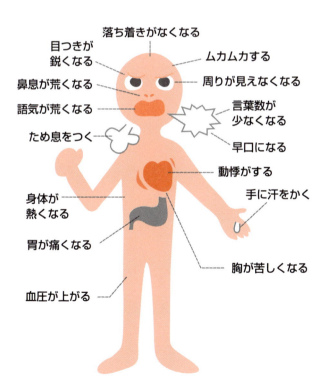

2 怒りとは

　怒りは、すべての人に備わっている自然な感情の一つです。怒りっぽい人もいれば、それほど怒らない人もいると思いますが、一度も怒ったことがないという人はいないでしょう。怒りは、なくそうとしても、なくすことのできない感情です。

　また、同じ出来事に対しても、人によってその感じ方や表現方法は実に多様です。怒りを表出することは未熟なことだと我慢して自分のなかにため込んでしまう人もいれば、感情を爆発させて声を荒らげてしまい、「失敗した」と後悔する人もいます。そのどちらか一方ということではなく、どちらの経験もあるという人も多いと思います。この２つの感情については、改善の余地がある状況です。アンガーマネジメントで怒りを知り、対処できるようになると、周囲の人間関係を円滑にできるのです。

　「うれしい」「楽しい」という感情は、そのまま表現しても、さほど問題にはなりません。それに対して、怒りや相手に抱くネガティブな感情は、適切に対処しないと大きな損失を招きます。たとえば、患者から怒りの感情をぶつけられ、看護師が感情的に発した一言が患者からのクレームになってしまう、また反対に感情を押し込めたまま働き続けて燃え尽きてしまうなどです。このような場面において看護師に求められることは、感情に鈍感になることではありませ

ん。自分の感情を認めたうえで、適切に対応することです。

　一方で、怒ることは悪いこと、怒ってはいけない、怒るのは未熟なことと考える人も相当数いるようです。感情的に怒鳴り散らす人をみて不快になったり、自分が怒ってたしなめられたりした経験からそのように思うのでしょう。しかし、怒りはすべての人に備わった感情で、「怒り＝悪」ということではありません。不要な怒りに振り回されないようになることは必要ですが、怒り自体を否定したり、なくしたりするのがよいとは限りません。状況によっては、適切に怒ることが必要となります。

　また、看護師が患者に対して怒りを抱くことは、倫理的に問題だ、接遇上不適切だ、と考える人もいます。しかし、相手が患者でも、やはり怒ってはいけないということはありません。相手が誰でも怒りが生じるのは自然なことです。問題なのは、その怒りを不適切なかたちで表出することです。それは、相手が誰であろうと同じことです。

　まれに、ほとんど怒ったことがないという人もいます。ふだんから優しく穏やかなことに一見何の問題もありませんが、実は感情に鈍感になっているという場合もあります。自分の感情を見ないようにして押さえ込んでいると、あるときそれが爆発してしまったり、心身に不調をきたしたりすることもあります。

　自分の感情とうまく付き合っていく基本は、感情が揺さぶられたとき、怒りが生じたときに、その感情に気づいて、いったん落ち着いて思考を整理して、対策を立てて対応するという一連の流れでとらえることです。自分のなかにわき起こる感情を否定せず認めることが、怒りの感情と上手に付き合っていくための第一歩といえます。

怒りには身を守るための役割がある

　怒りは、自分や大切な人を守るための感情でもあります。動物は敵に襲われそうになると、瞬時に緊張して戦うか逃げるかを判断します。これを闘争 - 逃走反応（FF反応：fight-or-flight response）といい、人にもこうした防衛反応があります。人は何から身を守るのかといえば、ストレス（ストレッサー）全般と考えることができます。

　1929年にキャノン（Cannon WB）は、恐怖に対する動物の反応を現代のストレス反応と同様の意味に用いて説明しています。その後、セリエ（Selye H）が、刺激に対する生体の反応として、ストレスを説明しています。動物が敵に襲われたとき、または人がストレッサーにさらされたとき、アドレナリン＊が分泌され、心拍数と血圧が上昇し、戦闘体勢をとります。

　「窮鼠猫を噛む」ということわざがあります。漢の時代の「死すれば再び生きず、窮鼠狸を噛む」（塩鉄論・詔聖）という記述が語源で、弱い者でも窮地に追い詰められると敵わない相手にも必死に戦おうとするという意味です。また、逃げ場のないところに人を追い詰めてはいけないという意味もあります。私たちは、ふだんの生活で野生動物のように戦うわけではありませんが、誰かに心ないことを言われた、自分のことが誤解されて伝わっているなどの状況も、脅かされたといえるかもしれません。

　同僚や後輩を注意したら、相手が不機嫌になったり逆ギレされたり、という経験がある人もいるのではないでしょうか。こちらは脅

　＊アドレナリンは看護師国家試験にもよく登場し、「ストレス下で分泌されるホルモンはどれか」（第99回看護師国家試験）と問われたこともあります。皆さんも、闘争 - 逃走反応のホルモンとして学んだことがあるのではないでしょうか。

かしているつもりはなかったので、そんな反応をする相手を態度が悪いと思うかもしれません。しかし別の見方をすれば、これもその人にとっては自分を守るための行動ととらえることができます。こちらは攻撃したつもりがなくても、人は痛いところを突かれたときほど防衛が強くなるものです。感情的になったり、口答えしたりすることで、それ以上攻撃されないように自分を守っているのです。

　皆さんのなかにも、自分では気づいていないだけで、新人の頃や慣れない環境におかれたときに、そんなふうに自分を守ってきた人がいるかもしれません。

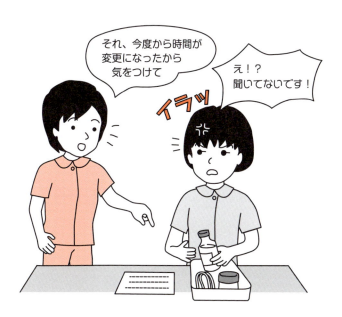

感情の背後には別の感情がある

　怒りは、ほかの感情とともに表出されることが多く、怒りの背後には、別の感情が隠れています。その感情に気づくと、対処するヒントが見つかることがあります。

　たとえば、夜勤明けで朝食前の時間帯に、同じ患者に何度もナースコールで呼ばれたり、介助に時間をとられたりするとイライラしませんか？　一見すると、その患者が自分をイライラさせているように思いがちですが、呼ばれた内容だけでなく、夜中の勤務で疲れている、朝食の時間が迫って急いでいる、焦っているという自分の感情が一緒に怒りとしてあふれている場合もあるのです。

　プリセプターがプリセプティの失敗に、指導の口調が厳しくなったという背後には、自分の指導への不安や上司の評価が気になっているという自尊心などがあり、自分でも気づかないうちに、プリセプティの一挙手一投足が気にかかって、必要以上に怒りがわいてくるのかもしれません。その結果、相手が萎縮してしまったり、口答えされたり、逆ギレされたりと、思うような反応が得られず、さらにイライラするという悪循環にもなりかねません。

　このような仕組みは、怒りだけでなくさまざまな感情にも同様にみることができます。たとえば朝礼のときに、突然皆の前で表彰されると報告されたとしましょう。思いがけない出来事にまず現れた感情は「驚き」です。その背後にある感情をみると、スタッフの称賛を浴びて「困惑」し、「興奮」し、「喜び」と「恥ずかしさ」が錯綜する状況かもしれません。師長から「挨拶して」と急に言われても言葉が見つからず、「びっくりしました…」というのがやっとだった、というようなこともあるでしょう。

　私たちは、感情が一気にわき出してきたときに、その背後に隠れ

た感情を自覚しにくいものです。特に怒りの背後には、「不安」「つらい」「苦しい」「悔しい」「寂しい」「虚しい」「悲しい」などの感情が潜んでいる場合が多く、怒ることによってネガディブな感情を隠そうとしていることがあります。

　怒りの感情にうまく対応するには、背後にある感情を意識しておくと役立つことも多いのです。怒りを感じたときに勢いに任せて攻撃するのではなく、怒りの裏にある感情を意識してみると、その怒りをどのように表現したらよいか、あるいは相手にどう対応したらよいかというヒントが見えてくるでしょう。

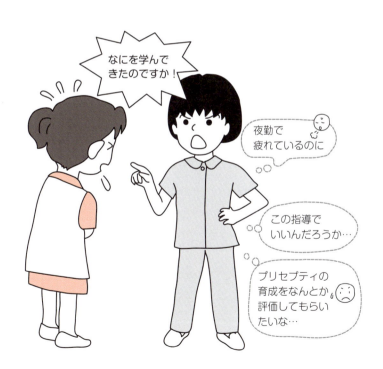

●怒りの背後に潜む感情に対応のヒントがある

　怒っている相手に対応する際にも、相手の怒りの背後にある感情に目を向けると、相手への理解が深まり、対応が変わることがあります。

　後輩スタッフに注意したら逆ギレされたという場面で、相手の怒りの背後には、もしかしたら新しい手技や処置などに対する不安や、注意されたことが悔しかったという感情があるのかもしれません。指摘されたことに対して怒りが先に立ってしまい、不機嫌な態度や口答えなどの行動に出ているということもあります。

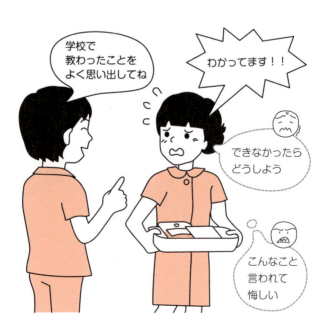

不機嫌な患者に対応するときも、背後の感情を推察してみると、身体の不調や痛み、病気への不安、ほかの患者への気兼ねや気疲れ、寂しさやスタッフに相手にしてほしいなどの思いがある場合があります。

　クレームの対応で患者や家族が「お前では話にならん！　責任者を出せ！」などと言ってくるのは、自分を尊重してほしいという思いが隠れている場合が多いようです。

　このように、訴えの背後にあるニーズが読み取れると対応のヒントが見えてくる場合もあります。

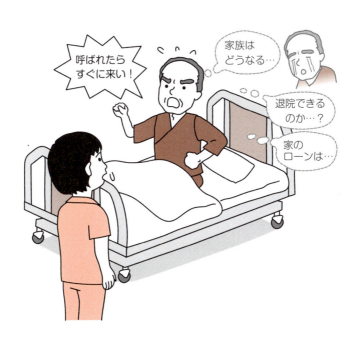

看護師 - 患者関係に影響される

　関係性が近くなるほど怒りが強くなりやすい傾向があります。これを、看護師と患者との関係に照らしてみましょう。患者から頼られればうれしいし、患者との信頼関係を築くことは大切ですが、距離が近くなり過ぎることには、注意が必要です。献身的に看護することは大切ですが、それが行き過ぎると、距離感を見誤ることがあります。自分では気づかないうちに親密になり過ぎてしまうことには注意が必要です。

　特に入院期間が長かったり、入退院が繰り返されたりする病棟では、患者とかかわる時間が長くなるにつれて関係性が深まります。その一方で言葉づかいが馴れ馴れしくなったり、つい乱暴になったりする危険性があります。一度距離が近くなると、節度ある距離を保つことが難しくなります。

　良好な関係だと思っていても、特定の患者から頼られ無理な要求が増えてしまったり、「私はこんなにお世話しているのに」という患者に不満がわいてきたりするかもしれません。心理的な距離を詰めすぎると、知らず知らずのうちに感情が揺さぶられ、冷静な判断を妨げる可能性もあります。

　患者が病棟のルールや指示を守らないときに、入院したばかりの患者には冷静に対応できても、関係の長い患者には厳しい口調になってしまうことがあります。看護師は患者指導と言いながら、相手を自分の思いどおりに動かそうとしている場合があります。

　患者に対してさまざまな感情が生じるとき、看護師として自分と患者との距離感を確認して、親密になり過ぎていないか、あるいは思いどおりに動かそうとしていないか問いかけてみてください。

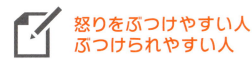
怒りをぶつけやすい人 ぶつけられやすい人

　怒りは、高いところから低いところへ、強い人から弱い人へ向けられやすいという特徴があります。怒ったら上下関係をはっきりさせ、相手に逃げる隙を与えないように詰め寄り、相手を服従させようとする、と考えている人もいるようです。

　たとえば、師長の機嫌が悪く抑えられない感情をスタッフにぶつけて、目についた些細なことに対して激しく怒り、スタッフを叱責してしまうような状況があったとしたら、それは職位の上下関係によって怒りが高いところから低いところへ流れているといえるでしょう。その内容や状況によっては、パワーハラスメントにあたる場合もあります。

　また師長から突然叱責されたスタッフは、理不尽だと思っても上司には言い返せず、ムシャクシャした気分で仕事に戻り、患者への対応が厳しくなるなど、自分が受けた怒りを別の弱い立場の人へぶつけてしまうことがあります。納得できないのに「ノー」と言えない人や、上下関係のなかで無条件に服従してしまう人は、怒りをぶつけられやすい関係をつくってしまう場合もあります。

　人の上下関係は曖昧で、勤務年数の長いスタッフが新しい上司を下にみたり、非常勤のスタッフが常勤スタッフよりも強い力をもったりすることもあります。また、看護師が患者に対して不適切な態度をとってしまうこともあれば、患者が看護師に怒りを向けることもあります。ここで注意したいのは、怒りが流れてきて、それを受け取った人がまた上から下へと、怒りを別の人に向けてしまうと、怒りが連鎖して流れていくという点です。

3 付き合いにくい感情あれこれ

　感情はすべての人に備わっていて、一つひとつが必要なものです。とはいえ、これまで怒りは悪いものであり、怒らないほうがよい、怒ってはいけないと思っていた人も多いと思います。また、怒りに任せて感情を爆発させてしまい、自分の感情なのに扱いが厄介だと思ってきたのではないでしょうか。怒りのほかにも扱いにくいと思われがちな感情がいくつかあります。

　たとえば、「不安」です。これも誰もがもっている感情の一つで、看護師として働き始めた頃に、不安を感じなかった人はいないのではないでしょうか。不安が強くなると、些細なことにイライラしたり怒りっぽくなったりします。

　それから、自分で認めたくない感情として「嫉妬」もあります。これもまた誰もがもっている感情で、なくすことは難しいものです。

　こうした感情を自覚しないままに、相手に対抗意識をもって攻撃的になったり、嫌味を言ったりすると、関係性が壊れてしまうので注意が必要です。

　感情は、ポジティブな感情とネガティブな感情とに分けられます。心理学の領域では闘争－逃走反応（p.34参照）のように行動に結びつく感情の動きが研究されてきたことや、ネガティブな感情による血圧や心拍数の上昇、心身症などの疾患との関連が報告され

てきたことなどもあり、ネガティブな感情は悪いものと考えがちです。ものごとをポジティブにとらえる思考が求められることに異論はないのですが、どちらの感情も人にとって必要で、そのバランスが大事なのです。

　患者が「つらい」「苦しい」と訴えれば、看護師は「おつらいですね」「苦しいですね」と、ありのままに受け止めるでしょう。対して、看護師が弱音を吐くと、「ポジティブな思考をもって！」「前向きに考えよう！」と励まされたりするのです。

　筆者の経験ですが、ある日、どういうわけかやる気が出ない、仕事がはかどらない、ということがありました。予定していた仕事が片づかないまま昼食休憩となり、「午前中の仕事が２割しかできなかった」と言ったら、同僚が「２割もできたと考えましょうよ」と返してきました。くすぶっている私にポジティブ思考を提案してきたのです。

　私はその言葉にまったく同意できず、いかにも「良いことを言った」と満足気な同僚の表情を見て、腹が立ってきました。その後、別の同僚に「そういう日もあるよね」と言われて、私はただ受け止めてほしかっただけなのだと気づきました。

　ポジティブな感情もネガティブな感情も、誰にでもある自然な感情です。看護師であってもつらいときがあるし、ネガティブな感情にひたるときがあってもよいのではないでしょうか。

不安：漠然とした恐怖心

　自分の感情でありながら扱いにくいものとして、「不安」があります。「何だか胸騒ぎがする」という状態もあれば、気持ちに余裕がなくなってイライラしやすくなったり、怒りっぽくなったり、何も手につかず呼吸が乱れてパニックに陥ったりすることもあります。不安が扱いにくいのは、そもそも不安には明確な対象がなく、漠然とした恐怖心を指すからです。恐怖の対象がわかれば、対策を立てやすいのですが、漠然とした感覚ゆえに扱いにくいのです。

　不安にも怒りと同様に闘争-逃走反応という身体の緊張が生じます。思考としては、将来に対する危機感や最悪の事態の想像にとらわれてしまう状況です。「もしも○○（最悪な事態）になったら」という思考によって不安が誘発され、それが身体の緊張を呼ぶという循環が生じます。不安は誰もが経験するものですが、それが短時間でおさまることもあれば長時間続くこともあり、強い不安が長引くと生活に支障をきたす場合もあります。

　看護師として初めて仕事についた頃を思い出してみてください。患者への対応や処置、バイタルサインの測定などの基本的な手技でさえも不安やそれに伴う緊張があったでしょう。ある程度の経験を経ても、人事異動で職場や人間関係が変わったとき、初めて対応する疾患や処置の介助につくとき、あるいはプリセプター、チームリーダー、主任、師長など、新たな役割についたときなど、初めてのことには多かれ少なかれ不安が生じるものです。

　患者が怒りっぽい、些細なことで文句を言う、理不尽な要求をしてくる場合には、その背後に不安が潜んでいるのかもしれません。病院に来る患者の多くは、身体の不調や痛み、病気の経過などに不安を感じています。つまり、ちょっとしたことにイライラしやすい

状況にあるのです。このイライラは、病院で直接患者にかかわる機会の多い看護師に向けられやすく、そのような医療現場で発生する患者のクレームや暴言、暴力が看護師を脅かすことがあります。ところが、患者自身も自分の不安に対して明確な輪郭を描けていない場合もあります。自分の病気がどのような状態なのか、これからどうなっていくのか、わからないから不安が不安をよぶのです。

　脅かされた看護師の感情は「恐怖」です。不安と違って恐怖には明確な対象があります。恐怖には、身に迫る危険を察知して警報を発令するような機能があります。怒りは、自分を脅かす不当な状況を撃退しようとするエネルギーをもっています。そして、恐怖や不安は、むやみに手を出さず、危険から逃れようとする、すなわち怒りも恐怖も不安も身を守るという役割を担っているのです。

　不安への対処も、基本は怒りやほかの感情と共通する部分があります。自分の感情に気づいて、いったん離れて落ち着いて、対策を立てていきましょう。

　自分の感情の変化や、それに伴う身体の変化をモニタリングできると、対処につなげやすくなります。不安が強くなりそうならいったん離れてみます。特定の場所から物理的に離れることも一つの対処ですが、感情をいったん受け止めてから手放すことも含みます。呼吸法や瞑想などリラクセーションの方法を身につけておくとよいでしょう。

　落ち着いたら対策を立てます。漠然として不明確なら具体化してみる、何から手をつけたらいいのかわからない状況なら作業工程を細分化してみる、不安の対象が具体化して取り組む作業がみえてきたら、不安は小さくなっていくでしょう。

　この後に紹介する怒りに対処するテクニックのなかには、不安なときに活用できるものが含まれています。

嫉妬：ひがみやねたみも自分の感情

　人をうらやんだり、ねたんだりする感情も、誰にでもあるものです。たとえば、同期で就職した仲間が上司に褒められていると劣等感を抱くことがあります。自分よりも後から入ってきた看護師が先にリーダーに抜擢されたり昇格したりしたら、「納得いかない！」と思うかもしれません。同期の仲間や同じ部署のスタッフなど、身近な人に対してはついつい自分と比べてしまうということもあるのではないでしょうか。実際に会ったこともない離れた世界で大活躍しているような人に対して嫉妬することは、あまりないものです。身近にいるからこそ、比べてしまうのです。

　身近な誰かに対して嫉妬したとしても、「よし！　私もがんばろう」と自分を鼓舞してモチベーションにしていくことができれば、勉強に励んだり成果をあげたりすることにつながるでしょう。しかし、なかなかそんなふうに思えず、それが自分を苦しめたりするのですが、嫉妬した相手は、きっと見えないところで努力しているのではないでしょうか。

　問題となるのは、ひがみやねたみの対象となった相手に対して敵意をもって攻撃したり、足を引っ張ったり、陰口を言ったりするような言動をとってしまうことです。「人を呪わば穴二つ」ということわざがあります。人を呪うと自分に跳ね返ってくるため自分の墓穴も用意する必要がある、すなわち人を怨み陥れようとすれば、自分にひるがえって災いが降りかかることを覚悟せよという意味です。

　時には、ひがんでいる自分に対して、あるいは敵対してしまう自分の行動に対して嫌悪感がわいてくることもあるでしょう。あるいは、自分の嫌な側面を見ないように気づかないようにしているとい

うこともあるかもしれません。嫌だなと思っても自分の感情です。良くも悪くも自分の感情を認めることができないと、感情と行動がちぐはぐになってしまうのではないでしょうか。「私は○○さんのことがうらやましい」と、誰かに公言する必要はありませんが、自分の感情を自分で認めるということです。そのうえで、そうは言っても「自分は自分」「私は○○をがんばっている」と自分に言い聞かせましょう。

　また、自分が誰かに嫉妬されることもあるでしょう。できる人ほど周囲から敵視され、上下関係をはっきりさせようと蹴落とそうと足を引っ張られたりすることがあるものです。

　でも、他人の感情のマネジメントはあなたの仕事ではありません。他人の感情やそれに伴う行動に付き合う必要はないのです。相手の感情や行動に振り回されないようにしましょう。

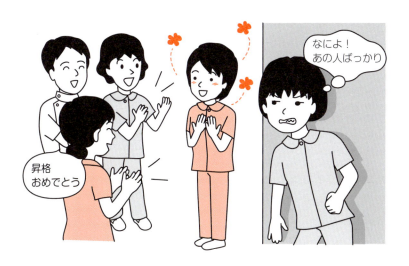

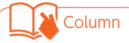 Column

怒りのエネルギーは使い方次第

　怒りは、エネルギーを秘めた感情です。「イライラしていたために体力を消耗するばかりで疲れてしまった」、あるいは「怒ってみたものの何も解決できず徒労に終わった」という経験がありませんか。

　怒りのエネルギーを相手にぶつけて誰かを傷つけたり、エネルギーを向ける先を定められず関係のないところで八つ当たりしたり、あるいは物を投げたり乱暴に扱ったりという破壊的な行動で不適切に発散してしまう人もいます。

　仕事でうまくいかないことがあった、理不尽な仕打ちを受けた、失敗した、怒られた、苛立ちや怒りが生じたなどのときに、怒りを爆発させて人を攻撃したり、物を壊したりして発散しても、何も改善されません。多くの人はこんなふうに怒っても疲れるだけだと体験的にわかっています。それなのに、つい怒ってしまうという悪循環に陥るのです。

　一方で、このエネルギーを上手に使って成果を上げる人もいます。怒りを、「この状況を変えたい！」「もっと良くしたい！」と行動を起こす原動力にすることもできるのです。不慣れな処置介助で手間取ったら、医師から怒鳴られてしまい、あんな言い方しなくてもいいのにと悔しい思いをしたけれど、悔しい体験をバネにして勉強したり、手技を練習したり、業務改善に取り組んだりして、成果を上げることもできます。

　そのエネルギーの使い方は自分次第です。うまく活用すれば、自分の味方になってくれることもあります。

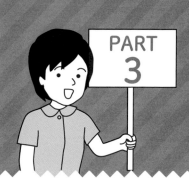

自分の怒りの傾向を知る

1 何に怒っているのか

　あなたは昨日一日で、何回怒りましたか？　それは誰に対して、どんな場面でしたか？　毎日のように何かにイライラしている人でも、日々の出来事を改めて思い出そうとすると、いつ何があったのか思い出せないことのほうが多いのではないでしょうか。

　日々どんなことに怒っているのか考えてみましょう。たとえば、こちらの都合も考えずに何度もナースコールをする患者、同じようなことを何度も聞いてくる患者、注意しても病院の規則を守らない患者。相談しても話を聞いてくれない医師、無茶な指示を出す医師。態度の悪い事務職、ミスの多い事務職。忙しいのに手伝ってくれない同僚、文句ばかり言う同僚。言葉遣いの悪い後輩、教えても手技が上達しない後輩。気分屋の上司、理不尽な上司。あるいは人ばかりでなく、忙しい日の緊急入院、急なスタッフの休みなどの状況や、反応の遅い機器や使い勝手の悪い物品などが私を怒らせていると思うかもしれません。

　同じ出来事に遭遇しても、怒りを感じる人もいれば感じない人もいます。また、怒りに任せて声を荒らげる人もいれば、怒っても何も言えない人や言わない人もいます。怒る場面や内容、その程度は人によって異なります。

　自分の感情とうまく付き合えるようになるためには、客観的な自

己の分析と、対処するテクニックの練習が必要です。これから紹介するテクニックは難しいものではありません。それでも実際の場面ではできるわけがないと思われる人もいるでしょう。はじめのうちは、うまくいかないこともあると思います。それでも、少しずつ意識しておくことでいざと言うときに上手に対処できるようになります。

　まずは自分の怒りを客観的にみて分析してみましょう。怒りが生じるたびに点数を付けるスケールテクニックと、怒りの出来事をメモするアンガーログで、自分がどんなときに怒りやすいのか、どのような出来事に対して、また誰に対して怒りが強くなりやすいのかという自分の傾向が見えてきます。そうすることで、自分の怒りの感情に対処しやすくなります。

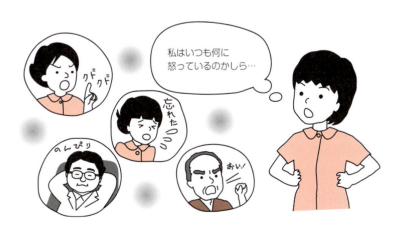

怒りを数値化する

　怒りにうまく対処できない理由の一つとして、怒りの強さに対する尺度がないことが挙げられます。「軽くイラッとする」程度の怒りもあれば、激怒というような強い怒りもありますが、尺度がないと怒っているか怒っていないかという二極のように考えがちで、小さなことでも激しく怒ったりしてしまいます。

　怒りを客観的にとらえるために、怒りに点数を付けるスケールテクニックという方法があります。苛立ちを感じたら点数を付けてみるのです。怒っていない平穏な状態を0点、人生最大の怒りを10点とします。

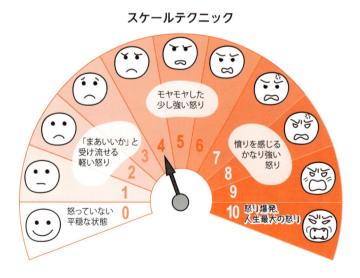

スケールテクニック

点数を付けることを続けていくと、怒りは幅の広い感情であるとわかってきます。はじめのうちは、怒ったことを大きく表現しがちでどんな怒りにも高い点数を付けてしまうかもしれませんが、続けていくうちに徐々に小さな点数が付く内容が見えてきます。「これは、この間の出来事に比べたら小さいことだな」と、前後の出来事と比較することができるようになり、これまで感じていた怒りがたいしたことではないと思えるかもしれません。一概に、点数が小さければよいというわけではなく、「これは自分にとっては一大事」ということもあるでしょう。

　このスケールの数字には絶対的な基準はなく、気温や体温のように人によって感じ方が異なります。たとえば、体温を測って37.2度だったとして、もともと体温が高い人には平熱かもしれませんが、もともと体温の低い人は体調が悪く熱っぽいと感じます。

　そのほかにも、点数を付けることにはいろいろな効用があります。苛立ちを感じるたびに点数を付けていくと、自分が怒りを強く感じる相手や状況など、自分の怒りの傾向が見えてきます。また、カッとなって反射的によけいなことを言ってしまったり、相手を攻撃したりする人は、「この怒りは何点かな」と考えることで、勢いに任せて怒りを爆発するという失敗を防ぐことができます。怒りの強さを客観的に示せるようになるとともに、あらかじめその強度に応じた対処法を準備しておくことも、対応のスキルを高めることにつながります。

　スケールテクニックと併せて、怒りの強度を適切に表現できるようにしていきましょう。

怒りをメモする

　自分の怒りの傾向を知るために、怒った原因やイライラした出来事をメモしてみましょう。これはアンガーログといって、アンガーマネジメントを学ぶうえで中核となります。

　まず、苛立ちを感じたときや怒ったときにその内容をメモします。仕事中ならばメモ用の小さな手帳をポケットに入れておくか、スマートフォンやタブレットが使える状況なら専用のメモ欄を作っておくなどし、いつでもすぐにメモできるようにします。

　メモに書く内容は、日時、場所、出来事、そのときに思ったことや感じたこと、そして怒りの強さ（点数）です。

　いつ、どこで、何があったのか、具体的に出来事を書きます。出来事は、感情を交えず事実のみを書きます。そのときに思ったことや感じたことの項目は、率直に思ったとおりに文字にしてみましょう。怒りの強さは、前述のスケールテクニックの10段階の点数を付けます。

　このメモは誰かに見せるものではないので、ありのままを書きます。「毎日怒ってばかりいるのに、いざ書こうとすると何に怒っていたのか思い出せない」という人もいますが、すぐに忘れているな

怒りのメモの項目

①日時
②場所
③出来事
④思ったこと
⑤怒りの強さ（点数）

ら、たいしたことではないのかもしれません。そんな面倒なことをやっている暇はないという人は、実は文字にすることに抵抗があるのかもしれません。また、話すと止まらないのに、書こうとするとうまく書けないという人もいます。でも、そうした人こそ、メモを取ることは有効なのです。書いてみると自分の感情を客観的にとらえることができ、また書くことで思考が整理されて冷静さを取り戻すことができます。

　書くときは、直感的に、分析せずにありのままを書いていき、分析はメモを書きためてから行います。たまったメモを眺めてみると、自分の怒りの傾向が見えて対策を立てやすくなります。怒りやすい時間帯、苛立つ相手、状況などが手がかりになります。

怒りのメモの記載例

6月15日（金）11時	
場所	ナースステーション
出来事	さっき対応したばかりなのに、またAさんに呼ばれた。
思ったこと	またコールか！　用事はまとめて言ってほしい。
怒りの強さ	3点

2 自分の傾向を知って対処法を身につけよう

　怒りの感情をなくすことはできないし、怒りは悪いものではありません。しかし、何でもかんでも怒ればよいというわけではなく、適度に適切に怒ることが大切です。

　怒りの感じ方や表現は、人によって癖があるものです。些細なことにこだわってしまうなどの極端なとらえ方や、怒りの表出の仕方に癖がある場合は、周囲の人と摩擦を起こすことがあります。それが適切な方法ではなかったとしても、これまで何かしらの見返りがあって、その怒り方を選択してきたのです。だからその怒り方を続けているのです。しかしその報酬は本当に必要なことでしょうか。厳しく言ったら、一時的には同僚や部下が自分の言うとおりに動いてくれるかもしれません。しかし、いつの間にか怒ることでしか人を動かせなくなり、同僚からの信頼は失っていた、というような後で取り返しのつかない損失もあるかもしれません。

　注意が必要な怒り方のタイプとして、怒りのスイッチが入ると爆発するタイプ、一日中怒っているタイプ、根にもって過去を引っぱり出して怒るタイプ、攻撃的に怒るタイプなどがあります。

　一度火がつくと激しく怒り、相手が謝っても怒りがおさまらず、激昂して、怒っている本人もコントロールできないという怒りの強度が高い人もいます。

また、朝から晩までずっと怒っていて、不満や愚痴が止まらない、怒りの頻度が高いタイプもいます。ほかの人にとっては怒るほどでもないことに対しても苛立ちやすいのです。
　怒りが長く持続する人もいます。衝動的な怒りは一定の時間をやり過ごせばおさまりますが、怒った出来事を数日、数週間と引きずって、悶々とするのです。また、何かの拍子に過去の出来事を思い出して怒るような根にもつ人や、何度も思い出しては怒りが込み上げてくるという人、なかには一生忘れないと怒り（恨み）を抱えている人もいます。
　怒りに任せて相手を責めたり、物などを壊したりする攻撃的に怒るタイプの人もいます。手をあげる、突き飛ばすなどの行為は、どれほど緊急の場合でも許されません。直接的な暴力に出なくても、相手が傷つくような嫌味を言うなどの言葉による攻撃もあります。また、器具を乱暴に扱ったり壊したり、音を立ててドアを閉めたりするような破壊的な怒りの表出をする人もいます。このほか、自分を責めてしまうような、自分に攻撃が向くという人もいます。
　これらのタイプは、必ずどれかに当てはまるわけではありませんし、複数の傾向が思い当たる人もいるでしょう。どれかのタイプがあまりにも極端だと、周囲の人に敬遠されたり、自身がつらくなったりします。しかし、自分の癖については、なかなか自分では気づきにくいものです。また、周りの人の見立てと異なる場合もあります。自分で省みたり、周囲の人に聞いてみたりして、客観的に分析してみるのもよいでしょう。怒り方の傾向によって、対処方法も変わります。

怒りのスイッチが入ると爆発するタイプ

- 一度怒ったら一気に爆発して誰にも止められない
- 些細なことを大げさに怒る
- 相手が謝ってもとことん怒る

　怒りの強度が高い人は、怒っていることを示すために必要以上に強く怒りを表出します。

　このタイプの人が上司の場合、スタッフが萎縮して報告や相談をためらうようになる危険性があります。小さなミスが表に出ないと、いずれ大きなミスを引き起こしかねません。若手のスタッフや後輩に機嫌をうかがわれるようでは、風通しの良い職場風土をつくることはできません。

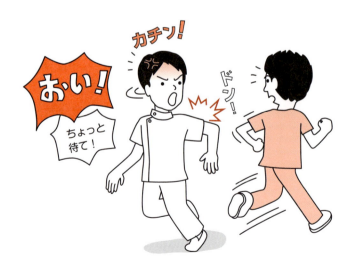

怒りの程度を意識しよう

　すれ違いざまに肩が触れたことにカチンときて、殴りかかる勢いで怒るような人がいます。小さなことで怒りのスイッチが入り、すぐに爆発するのは、怒りに幅がない極端な例といえます。

　このタイプの人は「ものごとを白黒はっきりさせたい」「０か10か」という両極端な考え方の持ち主なので、怒りのスイッチが入ると、小さなことにも激しく怒りを表出してしまいがちです。

　怒りは「オンかオフ」「０か10」「白か黒」という二極ではなく幅がある感情です。怒りが一気に爆発する人は、白と黒の間にはグレーがあること、０と10の間に４や５や６があることを意識してみてください。

怒りの表現力をつけよう

　怒りを表す言葉をいくつ挙げられますか？　大きなことも、些細なことも、すべて「ムカつく」で片づけていると、怒りへの対処法の選択肢も限定されてしまいます。自分の感情を正確に表現できない、あるいは怒っているか怒っていないかのどちらかしかないと、怒ったときにはいきなりメーターを振り切って爆発するような怒り方になってしまいます。

　語彙力がないと、言葉で適切に表現できないので、声が大きくなったり、語気を強めたりするものです。言葉で表現できなくて、代わりに手を出してしまうこともあるようです。

　怒りの感情には幅があるということを理解するためにも、自身の怒りを適切に表すための語彙を増やしておきましょう。自分のなかにわいてきた感情を適切な言葉で表現できるように意識してみてください。また、怒りを点数にひもづけして、怒りの強度に応じて表現してみるのもよいでしょう。

一日中怒っているタイプ

- 年中イライラしている
- 文句が多い
- 愚痴っぽい

　怒りの頻度の高い人は、小さなことも受け流せない、怒っても仕方のないことも割り切れない傾向があります。

　いつもイライラして不満ばかり言う人は、職場の雰囲気を悪くし、仕事の効率を下げてしまいます。

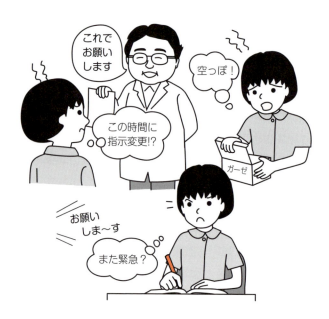

怒ることと怒らないことを分けよう

　日常的に声を荒らげ、些細なことに怒り続けている人は、きっと怒る時間やエネルギーを無駄遣いしています。

　また、周囲からいつも文句ばかり言う人とみられ、本当に重要な場面で取り合ってもらえない可能性があり、結局損をしています。ふだん怒らない人が怒っていたら、皆が注目して重大なことと受け止めますが、ふだんから怒ってばかりいる人が怒っても、いつものことだと思われて聞く耳をもってもらえないでしょう。

　いつも怒っている人は、怒らなくてもよいことにも怒っているので、無駄に怒らないで済むように、怒ることと怒らなくてよいことを分けられるようになりましょう。

　怒らなくてもよいことに対しては、受け流すことも必要です。小さなことには目をつぶる、そしていざという場面にしっかり怒るというメリハリが大切です。

プラス面にも目を向けよう

　このタイプの人は、相手の良い面を見ることを忘れてしまっているのかもしれません。他人にも自分にも寛容になれないのです。また、誰かに認められたいという欲求が隠れているのかもしれないし、褒め言葉を素直に受け取れないのかもしれません。

　自分自身を振り返って自分の良いところ、がんばっているところなど、プラスの面を見てみましょう。良いところ探しをしていくうちに、相手の良い面に目を向けることもできてきます。

根にもって過去を引っ張り出して怒るタイプ

- いつまでも怒りを引きずる
- 昔のことを思い出して怒る
- 恨みや憎しみをもち続ける

　激しく怒っていてもすぐに忘れる人もいれば、じわじわと怒りが込み上げてきて、就寝時に思い出して眠れなくなる人もいます。あるいは、怒りが数日、数週間と続くという人もいます。

　怒りを自分のなかにため込み続けると、自分の心身のバランスを崩しうつ状態になったり、長いあいだ心のなかに居座って恨みとなったりします。

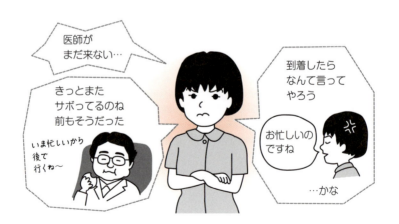

グルグル思考を止めよう

怒りが持続して悶々と考え続けるということは、貴重な時間を無駄づかいしていることになります。怒った出来事がグルグルと頭を巡るときは、一度リセットしましょう。

気持ちの切り替えを意識し、気分転換が図れるメニューをもつことがお勧めです。

意識を「今、ここ」に集中しよう

たとえば、医師がなかなか来なくて患者を待たせてしまい、「忙しいと言いながら、きっとまたサボっているに違いない」「到着したらひとこと言ってやらなければ」などと、考えが頭を巡っています。この状況は、過去の出来事に照らしてみたり、医師が到着した場面、すなわち未来へと思考が飛んでいたりして、グルグル思考をしています。

意識を「今、ここ」に集中することで、怒りに振り回されずに、気持ちを切り替えられるように練習してみましょう。マインドフルネスを取り入れてみましょう（p.66参照）。

攻撃的に怒るタイプ

- 相手を攻撃したり、責めたりする
- 自分を責めて怒りをため込む
- 物を壊したり、投げつけたりする

　勢いに任せて攻撃したり責めたりした場合、その相手が患者だったら看護師個人の問題では済まなくなり、病院の信頼を失墜させてしまいます。いじめやハラスメントにもなりかねません。

　攻撃性が自分に向かうこともあります。生じた怒りの矛先を自分に向け、自分を責めることで怒りをため込んでいき、その結果、心身の不調を招くことになります。

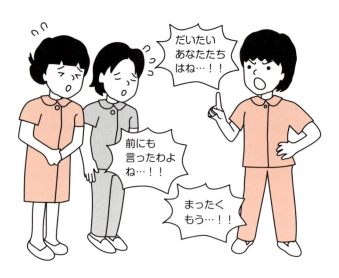

攻撃対象から物理的に距離をとろう

　このようなタイプの人は、衝動的な言動を防ぐテクニックを身につけましょう。攻撃的な行動に出てしまう人や一気に爆発してしまうような人は、反射的に怒りを表出してしまうのではなく、怒りを表出するまでの時間を長くして反射を抑えるトレーニングをすることで、冷静になれることもあります。

感情を言葉で伝えよう

　器具を乱暴に扱ったり壊したりする、わざと乱暴にファイルを机に叩きつける、音を立ててドアを閉めたりする、そうした破壊的な発散法は、健全とはいえません。感情をどう表現してよいのかわからずに、態度で示してしまうという状況ともいえます。

　自分の感情とうまく付き合えるようになると、怒りを発散する矛先を探す必要がなくなります。相手を傷つけたり自分を傷つけたり、物に当たったりしないで、自分の感情を言葉で伝えられるようになりましょう。

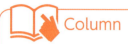 Column

マインドフルネスを取り入れよう

　怒りの出来事に連動して以前のことを思い出したり、次に会ったら報復しよう考えたりと、過去や未来へ思いを巡らせてしまうとき、不安に襲われてしまうとき、心を落ち着ける方法としてマインドフルネスの考え方を活用することができます。

　アンガーマネジメントもマインドフルネスも認知行動療法の範疇にあります。マインドフルネスは「今、ここ」に意識を集中し、体験を受け止め、味わい、手放すことです。感情が揺さぶられたときに、身体の感覚の変化に気づき、感情を自分の感情として受け止めることです。

　環境、認知、気分・感情、身体反応、行動にそれぞれ焦点を当てていきます。日常のなかで、四季折々の風を感じる、ゆったりとした気分、呼吸する感覚、食べものや飲みものを味わうなど、心と身体で実感する体験を意識してみると、自身を客観的にモニタリングすることに役立ちます。

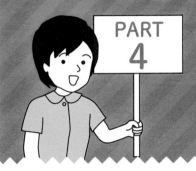

怒りの引き金を探る

1 自分の感情を生み出しているのは自分自身

　人には「あの人はいつも私を苛立たせる」「あの人の言動がいちいち癇に障る」という「誰か」がいるものです。それは患者かもしれないし、上司や同僚や他部署の人、あるいは家族かもしれません。または、使いにくいシステムや思うように動いてくれないパソコン、使いたいときに物品が補充されていないなどの状況かもしれません。

　でも、同じ人や状況、出来事に対して苛立つ人もいれば、そうでない人もいます。何度もナースコールで呼ぶ患者に対して、自分はイライラして強い口調になってしまうのに、同僚は穏やかに対応しているということもあります。人によって、感じ方や対応が異なるのはなぜでしょう。

　それは、感情を司る鍵が自分のなかにあるからです。誰かの言動や出来事、状況が自分の感情を支配しているのではありません。自分の感情を生み出しているのは、ほかでもない自分自身です。自分を怒らせる原因は、人や状況など自分の外にあると思いがちですが、それらは自分ではどうすることもできません。しかし、自分の感情は自分で選ぶことができます。怒るかどうかの決定権は自分にあるのです。

　ここで、怒りとは何かという核心をおさえておきましょう。

怒りの引き金となっているのは、コアビリーフ（core belief）です。コアビリーフは、自分が心地良いと感じていることや無条件に信じていること、長年慣れ親しんできたこと、すなわち信条や理想、他者への期待、自分の願望、希望、欲求など、いわば自分のなかにある「価値観の辞書」のようなものです。それは、社会通念のような多くの人と共通するものから、日常のちょっとしたこだわりまで、さまざまあります。
　そして、自分の価値観では相容れない現実と対峙したときに、そのギャップが怒りを発動させるのです。怒ったときに出る、「信じられない！」「あり得ない！」という発言の裏には、自分が描いていたあるべき姿（コアビリーフ）が隠れているのです。
　また、小さなズレが怒りを生み出すこともあります。あからさまに不機嫌になったり声を荒らげたりしなくても、お互いにモヤモヤとした気持ちが残ってしまい、ちょっとした行き違いが患者や家族からのクレームの火種になる、あるいはスタッフ同士のチームワークを崩してしまう危険性があります。
　ここでは、怒りを左右する思考に焦点を当てていきます。怒りが生じる仕組みや、怒りに影響するコアビリーフの特徴を紹介します。
　怒りの感情は扱いにくいと思うかもしれませんが、不適切な怒りを表出した際に、それを誰かのせいにすることはできません。自分の感情は自分で責任をとらなくてはいけないのです。しかし、自分のなかに感情がわき起こる引き金があると考えてみると、自分の考え方を変えることで、もっと自分の感情と付き合いやすくなるのではないでしょうか。

怒りが生まれる仕組み

怒りが生まれる仕組みをみてみましょう。

怒りが生まれる仕組み

> ①出来事が起こる
> ↓
> ②出来事を意味づける
> ↓
> ③「怒り」が生まれる

この仕組みをもとに、具体例をみていきます。

①出来事が起こる

> 最近発生したインシデントについて、スタッフと共に振り返り、対策を立てたが、再び同じようなインシデントが発生した。

＜Aさんの場合＞

病棟主任Aさんがスタッフからインシデントの報告を受けました。

②出来事を意味づける

「振り返りや対策に時間をかけたのに、スタッフが指示どおりに行動してくれなかった」「スタッフの緊張感が足りないからだ」

③「怒り」が生まれる

「まったく、いい加減にしてよ！」

＜Bさんの場合＞

それでは、Bさんが同じ場面に遭遇したら、どうでしょう。

②出来事を意味づける

「再発防止の対策を立てたのに、スタッフへの説明が足りなかったのかもしれない」

③「怒り」は生まれない

「もう一度、スタッフに対策の方法を丁寧に説明しよう」

怒りは、誰かに何かをされたという出来事ではなく、コアビリーフという自分のなかにある「価値観の辞書」によって生じます。コアビリーフは、その人の経験によって書き換えられながらつくられていきます。人はさまざまな価値観をもち、ものごとのとらえ方も異なります。たとえば、同じ状況に遭遇して怒る人と怒らない人がいるのは、人を怒らせる原因が出来事ではなく、自分自身のコアビリーフにあるからです。

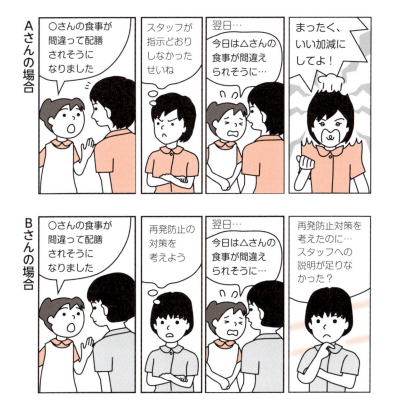

出来事を意味づけるのは自分の経験や価値観

　出来事を意味づけるときには、その人のコアビリーフが影響します。コアビリーフは個別のもので、同じ出来事に対しても感じ方やその意味づけは一人ひとり異なります。自分にとっては当たり前であることが、ほかの人に当てはまるとは限りません。しかし、当たり前と思っていることを意識するのは難しいものです。

　前ページの事例では、病棟主任のAさんは「部下は上司の指示どおりに行動すべき」というコアビリーフをもっているのかもしれません。そのコアビリーフと異なる現実に対峙したときに怒りの感情が生まれます。アンガーマネジメントでは、自分のコアビリーフを意識して、それが自分を苦しめている場合は意識して修正していきます。

　コアビリーフは、「○○すべき」あるいは「××すべきでない」「○○のはず」「××のはずがない」「常識的に考えればわかるでしょ？」「普通はこういうことをしないよね」「先に確認するのが当たり前でしょ」など、「当たり前」「普通は」「当然」「常識的に」などで言い当てることができます。自分にとって当たり前と思っていること、いわば自分の価値観ですから、ふだんはあまり意識することがないものです。意識していなくても、これまで働いてきたなかで多くの価値観をもち、これが私たちの判断や行動を統制しています。

　また、一緒に働いていて「あの人とは意見が合わない」と思う人もいれば、「同じ価値観をもっている」と感じる人もいるでしょう。でも、実際には自分とすべての価値観が一致するという人はいません。価値観は経験や環境によって培われてきたもので、すべてが同じという人がいないからです。そもそもすべての人が同じ価値観をもって働いていたら、倫理的な葛藤や問題は生じないでしょう。私

たちは異なる価値観に違和感をもち、意見したり、遠慮したり、我慢したり、話し合ったり、闘ったり、調整したりしながら折り合いをつけているのです。

　組織で仕事をするうえでは、「相談・報告するべき」「規則を守るべき」など、ある程度の規範が必要です。しかし、実際にはこの規範遵守の程度は、人によって異なります。

　たとえば、「時間を守るべき」という「べき」を考えてみましょう。

　朝の申し送りやミーティングは、「5分前に全員集合が理想的」「ぎりぎりでも間に合えばセーフ」と考える人や、「30分前に来て仕事の準備を済ませてから行うのが理想的」「5分前だったら許せるけれどギリギリで滑り込むのは許せない」と考える人がいるかもしれません。また、「30分以上前に入ってくるのは夜勤のスタッフに迷惑だからダメ」という人もいるかもしれません。全員が「時間を守るべき」とわかっていますし、始業時刻を守ることは職場や組織での了解事項ですが、こうしたさまざまな考えをもっていることによって実際の出勤時刻は異なってくるのです。

　このように、自分にとっての当たり前が、ほかの人には異なるということを意識しておく必要があります。相手には相手の価値観があり、それに従って行動しています。双方とも「自分にとって当たり前」なので、どちらかが正しく、正しくないという判断はできません。自分では良かれと思った行動が、相手にとっては不要だったり不快だったりすることもあるのです。

自分と相手の「当たり前」が同じとは限らない

事例 「暇ですか」と声をかけられるとイラッとする！

仕事中に後輩が「いま暇ですか？」と声をかけてくる。
そのたびに「暇なわけがないでしょ！」と苛立ってしまう。

　怒りは、自分が当たり前と思っているあるべき姿や心地良い状況と異なる現実に対して、そのギャップによって生まれます。

　この場面では、後輩から「いま暇ですか」と声をかけられたAさんが「暇なわけがないでしょ！」と反応していることから、自分が忙しいことをわかってもらえないという不満を感じていることがわかります。「臨床現場は忙しいもの」であり、「後輩はその前提に立って声をかけるべき」という価値観（コアビリーフ）が潜んでいるのかもしれません。あるいは、「先輩に声をかけるときには『お忙しいところ恐れ入ります』などの枕詞を添えるべき」という考えがあるのかもしれません。

　それでは、後輩Cさんのほうはどうでしょう。察するところ、この後輩Cさんはまったく悪気なく声をかけていると思われます。

「もし時間があれば教えてほしい」という率直な思いで、声をかけたのかもしれません。一方的に話しかけては失礼だと思い「いま暇ですか？」とワンクッションおいたという配慮があるのかもしれません。単に「お忙しいところ恐れ入ります」という言い回しを使い慣れていないか、そうした語彙をもっていないということも考えられます。

　また、別のスタッフは同じように「いま暇ですか？」と声をかけられて「暇ですよ。何かあったの？」と積極的に対応するかもしれません。日頃から「いつでも遠慮なく声をかけて」と伝え、そのように振る舞う人や、多少自分の仕事が後回しになっても後輩の指導や対応を優先したいと考える人もいるでしょう。

　Ａさんは後輩Ｃさんから「いま暇ですか」と言われて苛立ちを感じましたが、相手が患者であれば、穏やかに「どうなさいましたか？」と応じたかもしれません。「患者には忙しそうに見せてはいけない」「看護師同士の場合は、相手が忙しいことに配慮すべき」という２つの考えがＡさんにとっての「当たり前」なのです。

　この場面への対処法としては、声をかけるときに「お忙しいところ失礼します」「少しお時間をいただけますか」など、具体的な言い回しを教えてもよいでしょう。

程度の違いがある

事例　「早めに」はどのくらい？

　研修に行った中堅看護師のBさんに早めに報告書を提出するようにと伝えたのに1週間が過ぎても提出されない。
　Bさんに声をかけたら、まだ手をつけていないとの返事にイラッとした。

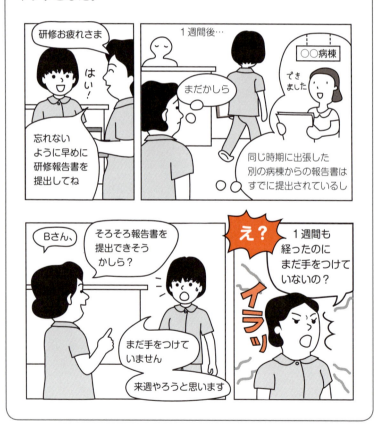

師長は、報告書の提出を待ちながらヤキモキしていました。師長は、「研修の報告書はすぐに提出するべき」と考えていました。人の価値観は、その人の経験によってつくられていくので、自分が研修に行ったらすぐに提出するように教わってきたか、これまでそうしてきた、あるいはすぐに提出する部下をもっていたのかもしれません。同じ時期に出張した別の病棟からの報告書はすでに提出されている状況を知り、焦っていたとも考えられます。

　また、Bさんに報告書を準備している様子があれば、少し遅いけれど怒るほどではないと許容したかもしれません。しかし、Bさんがまだ手をつけていないことに、師長は苛立ちを感じたのです。

　時間の基準は、人によって異なります。「早めに」と言われて受け取る時間はさまざまです。1週間が経過し、師長は、Bさんが報告書を提出するのが遅いと感じていましたが、Bさんは、遅くなったとは思っていません。もしかしたら「報告書作成の事務作業よりも病棟業務を優先すべき」と思っているのかもしれません。

　自分が当たり前だと思っていることは、ほかの人も自分と同じように考えているだろうと、とらえがちです。「言わなくてもわかるはず」「常識的に」という場合、実際には具体的に伝えないと、伝わらないということもあります。「急がないのだけど」「時間があるときに」などの言葉も、人によって受け取り方が異なり、行き違いが起こる原因になります。

　こうしたことを意識していれば、あらかじめ「報告書は1週間以内に提出してください」とより具体的に伝えることができます。また、Bさんが周囲のスタッフに気兼ねしているようなら「明日の勤務時間に報告書を作成する時間をとってね」と伝えることで業務時間内に報告書を作成でき、結果的に早く報告書を提出してもらうことができるでしょう。

組織には独自の文化やルールがある

　価値観は、組織によっても変わります。どこの職場にも、独自の決め事や暗黙の了解事項があるものです。しかし、そこで働いていると当たり前で、ふだんは意識することはありません。それが病院全体の共通のルール、あるいは医療や看護の常識のように錯覚しているかもしれません。

　転職や異動などで新しい職場に行くと、その職場独自のルールに、戸惑うことがあります。また、お互いに人や組織文化を知り、教え合う過程において、スタッフ間に摩擦が生じることがあります。

事例　師長のダメ出しにうんざり

新しく異動してきた師長がダメ出しばかりする。
この診療科の特徴やこれまで工夫してきた業務手順などを理解しようとしない姿勢に腹が立つ。
この病棟のことを知らないくせに！

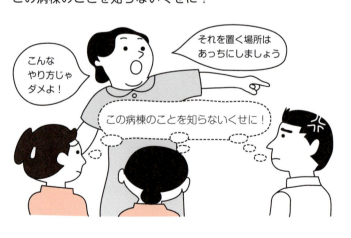

新しいスタッフを迎える側も、その組織だけのルールを「看護師だったら当然知っているだろう」と思い込んで対応し、コミュニケーションの行き違いを生じることがあるかもしれません。

　その新しいスタッフも、しばらく時間が経って組織のルールに慣れてくるとそれが当たり前になり、次に新しいスタッフが入ってきたときに自分の考え方が変わったことに気づくのかもしれません。

　組織文化や職場風土などは、診療科の特徴が影響したり、そこで働くスタッフや管理者の考え方が反映されたり、同じ病院のなかでも部署によって違ってくるものです。そこでは通じる常識が、実は世間では非常識ということもあるのです。

事例　異動先の若手スタッフにバカにされた！

　異動先の病棟で処置の介助につく際に、物品について質問したら、「まさか！　やったことないんですか？」と言われた。「バカにしないで！」

これはどうするんですか？

まさか！知らないんですか？

なによ！バカにして！

常識は時代とともに変化する

　時代によっても、常識は変わっていきます。

　昨今、携帯電話やスマートフォンを持つ人が多くなりました。携帯電話が使われ始めたのは約20年前、スマートフォンはわずか10年前のことです。多くの人が携帯電話を持つようになると同時に、携帯電話に関する世の中のルールも変わってきました。電車の優先席近くで携帯電話を使うと精密機器に影響を及ぼすといわれ、病院内でも医療機器に不具合を起こす危険性があるとの理由から携帯電話の使用が禁止されていました。最近では、医療機器が電波の影響を受けないように改良され、安全性が確認されて、病院内での携帯電話の使用は、以前に比べて制限が緩和されてきました[1)2)]。

　携帯電話にまつわる看護師の価値観も変化してきています。「患者の安全を守るために携帯電話の利用は控えるべき」という価値観や「携帯電話使用禁止」というルールを重視している人は、病院内で携帯電話を使っている患者や業者を見かけると注意していたのではないでしょうか。医療機器への影響が少ないと確認されてからもなお、病院内では携帯電話を使用すべきではないという価値観を手放せない人もいるでしょう。

　一方では、多くの人がいるなかでのマナーという観点から通話可能なエリアを設けるなど、医療機器への影響とは別の理由でルールを定めていることもあるでしょう。状況に応じて柔軟にルールを変更し、説明していかないと、患者と医療者との考え方にズレが生じることもあり得ます。

　携帯電話に限らず、医療現場は日々進化しています。新しい治療法や処置の方法、機材が次々に導入され、そうした情報を吸収しながら、私たちの医療や看護の常識（コアビリーフ）は上書きされて

いきます。

　自分も相手も日々変化しているのですが、考えが変わっていることに気づいていないこともあります。

　医師からの指示を受ける際に「先日はそんなことを言っていなかったのに言うことが違う！」と、苛立つことがあるかもしれませんが、方針が変わったということもあります。上司の考えも変わるし、同僚の考えも変わります。患者の状況に応じて看護の方針も変わります。人の考え方は変わるものだということを理解しましょう。

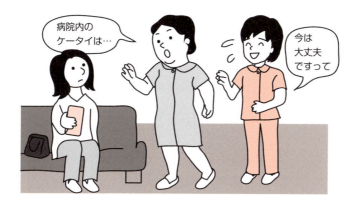

---

1) 病院内での携帯電話．「医療機関における携帯電話等の使用に関する指針」，電波環境協議会の資料，朝日新聞，2017．
　http://digital.asahi.com/articles/photo/AS20171005002363.html
2) 電波環境協議会（2017）．医療機関における「電波の安全利用規程（例）」について．http://www.emcc-info.net/info/info290628.html

経験の蓄積が看護観をつくる

　皆さんには、「こんな看護をしたい」という希望や理想、すなわち看護観があると思いますが、そのとおりにならない現実に直面したときに怒りは生じやすいのです。

　日々の看護の根底にある看護観は、経験の蓄積や職位、役割などによって変化していきます。

　たとえば、新人看護師の指導で、「不慣れな手技や初めての疾患に対応するときに、十分に予習してこない」「迷いがあるのに、相談しないまま勝手な判断で対応してしまう」という状況に対して、怒りがわいてくるという話を聞くことがあります。「困った新人」「今どきの若者は」などと言われたりしますが、どの時代でも新人看護師は「今どきの若者」といわれてきているのです。先輩になった看護師たちも、新人の頃は処置や介助の際に準備や技術が足りず、先輩看護師がヤキモキしながら見守っていたのではないでしょうか。

　新人看護師に腹が立ったときに、その背後にどのような希望や理想があったのか考えてみてください。そこには指導者として伝えたことを遂行してほしいという期待、新人看護師の成長への期待などが潜んでいるのかもしれません。

　さらには、患者に対して安全なケアを提供したいという看護観があるのでしょう。看護観は、知識不足によって自信がないままに対応してしまった失敗経験や、患者の安全が危ぶまれるようなインシデントを経験しながら、知識や技術を習得していく過程で形成されていきます。

　看護観は時間経過と経験の蓄積のなかで形成されていくものであり、「これが私の看護観」と一言で言い切れるものではなく、また

ふだんから言葉にしているものとは限りません。理想どおりにいかない現実に直面したときに、看護観に気づくこともあるのではないでしょうか。

　看護師の指示に従わない患者に対して怒りが生じるのは、患者と対等に接したいという思いがあるからです。また、業務に追われてイライラしているのは、患者に対し、しっかりと時間をとって丁寧なケアを提供したいからなのです。

　このように、怒った場面の裏にはそれぞれの看護への思いが隠れていることがあります。

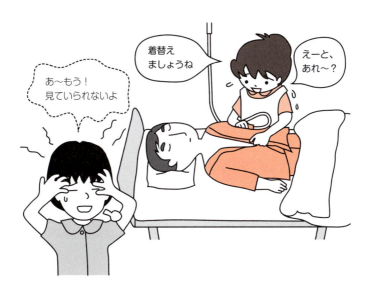

2　ものごとの許容範囲を広げよう

　怒りがわき上がってきたら、その怒りの引き金になっている自分のコアビリーフを意識してみましょう。「私は○○を望んでいた」「私は○○してほしかった」「私は××を大事にしたい」という自分のコアビリーフに気づくと、怒りへ対処しやすくなります。
　自分のコアビリーフと相手の言動が一致している状態は、自分にとって心地良く、怒りが生じません。また、自分の考えとは違っているけれど許容できることもあれば、自分の考えとは違って許容できないものもあります。
　価値観は簡単には変えられず、また無理に変える必要はありません。しかし、「こうあるべき」という考えが強固で、ほかの価値観を受け入れられないと、イライラしやすく自分を苦しめることがあります。怒るときに「あり得ない！」「信じられない！」などと言う人は、多様な価値観を受け入れられない、言い換えればものごとに対する許容範囲が狭い人なのです。自分の価値観や規範を見直し、他人との考え方の違いを認めることで、物事の許容範囲を広げることができます。
　それでは、自分とほかの人との価値観の違いがどのくらいわかりますか。ほかの人との違いがわかるということは、言い換えれば、自分のことがわかるということです。

ほかの人の価値観のなかには「私の考えとは違うけれど怒るほどのことではない」ものもあります。これは絶対と思っていたものでも、このくらいなら「まぁいいか」「怒るほどのことでもない」と思えるものが増えてくると、自分と異なる考え方に対する許容範囲が広がります。こうして許容できる範囲を広げると、些細なことにイライラせず、不要な怒りから解放されます。しかし、許容範囲を際限なく広げて、すべてを許せばよいというわけではありません。「許せない」「これは怒る」という部分も必要です。

　そして、許容範囲をある程度広げたら、その限界も設定しておきましょう。怒るかどうかの境界線を引くのです。

　自分の考えとは違うけれど怒るほどのことではない出来事に怒ったり、許容できない状況なのに何も言わなかったり、境界線が定まっていないと、周りの人にも伝わりません。ものごとの許容範囲を広げるポイントを挙げると、以下のようになります。
- 自分の価値観（コアビリーフ）を知る
- 他人の価値観を推察する
- 理想的な状態でなかったとしても、許容できる範囲を広げていく
- 許容範囲を設定して境界線を引き、周囲に伝えていく

　この境界線をどう引くかについては PART 7 で説明します。

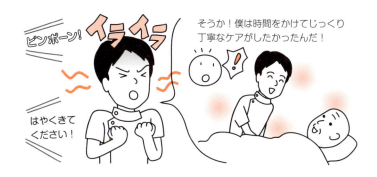

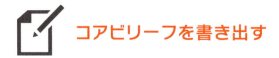
コアビリーフを書き出す

　自分にとっての「あるべき姿」が強固であればあるほど、ほかの人の考えを受け入れられずイライラしやすくなり、その結果、自分で自分を苦しめてしまいます。自分の価値観に気づき、またほかの人の価値観を推察しながら多様な考え方を認めることで、さまざまな出来事に対して許容範囲を広げることができます。

　自分のコアビリーフを知るために、自分にとって当たり前と思っていることや期待していること、そしてその程度をできるだけ具体的に書き出してみましょう。院内の規律や取り決め、看護観や倫理観を支えているものから、ちょっとしたこだわりやマイルールなど、書き出してみるとさまざまなコアビリーフが見つかります。

　コアビリーフを書き出したら、それが自分にとって健康的な考え方かどうか、また自分の考えに固執することで周囲の人に迷惑をかけていないかを見直します。その考えが単なる精神論や根性論に根ざしたものであると、自分にとって、また周りの人にとって、長期的に健全ではない影響を与えることがあります。

　たとえば、「努力は報われる」という信念をもって昇任試験に向けて頑張って勉強しても、報われるとは限りません。実際に、努力だけでは看護管理は遂行できません。しかし、この「努力は報われる」という考えに固執していると、試験に合格できなかったのは自分の頑張りが足りなかったからと自分を追い込むことになりかねません。

　また、「患者に対して陰性感情をもってはいけない」と考える看護師は多いですが、この考えも自分を追い込んでしまうことがあります。患者に苛立つと、自分が未熟だからと責めてしまう人もいます。本当にそうでしょうか。患者に対して何の期待ももたなければ

怒りは生じません。しかし、「あの人は病気なのだから」「言ってもわからないから」などと思っていたら、患者と看護師が人として対等な関係をもつことはできないのではないでしょうか。看護師が患者に何かを期待するのは「いけないこと」とは限らないのです。

　次に、ほかの人の「べき」思考も推察して書き出してみましょう。自分と同様に、ほかの人にもその人の価値観があり、それに従って行動しています。同じ職場で働いていても、皆、少しずつ考え方が異なるものです。相手にはどのような考えがあったのかという視点で考えてみると、相手を理解する糸口が見つかり、歩み寄ることができるかもしれません。自分と異なっていても許容できる範囲が明確になれば、怒るという無駄なエネルギーを使わずに済みます。

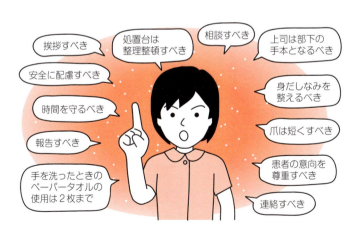

別の考えに書き換えてみる

　怒りがわいてきたときに、自分の怒りの引き金になったコアビリーフを客観的に見てみると、それは自分の思い込みや、ゆがんだ認知によるものだったりします。怒りの原因となったコアビリーフを書き換えてみたら、怒るほどのことではないと思えることもあるものです。

　次の3つのステップで、自分のコアビリーフを書き出し、書き換えてみましょう。

コアビリーフの書き換え

> ①初めに思ったこと
> ②認知のゆがみ
> ③リフレーム（書き換え）

　ものごとのとらえ方や解釈には、合理的な価値観や信念、期待によるものもあれば、事実とかけ離れた思い込みによるものもあります。人の感じ方や考え方はそれぞれ異なりますが、この事実とかけ離れた思い込みが誇張されたり、思考が偏ったりすると、ネガティブな感情や思考に傾きがちになります。

　陥りやすい思い込みとして、たとえば「失敗してはいけない」「すべての患者に好かれなければいけない」「不安をもってはいけない」「すべてが予定どおりに進むべきである」「医師の指示は絶対に守らなければいけない」などがあるでしょう。

　自分の解釈が合理的であるか、またほかの考え方はないか、第三者の視点をもって論破してみましょう。

2 ものごとの許容範囲を広げよう

事例 一言もなく帰っていった

病棟内の看護研究チームで日勤後に打ち合わせをしていたところ師長は私たちに声をかけないまま帰っていった。

(イラスト：「お先に」「お疲れさまでしたー」「え？！私たちに一言もなし？」)

コアビリーフの書き換えの記載例

8月6日（月）18時

場面	病棟内の看護研究チームで日勤後に打ち合わせをしていたところ師長は私たちに声をかけないまま帰っていった
初めに思ったこと	・私たちが残って打ち合わせをしているのに、師長から一言もないの？ ・スタッフに無関心で感じ悪い！
認知のゆがみ	・師長はスタッフに関心をもつべき ・師長は看護研究チームを労うべき、励ますべき
リフレーム	・何も言わないのは、研究チームを信頼してくれているとも考えられる ・私たちからの報告を待っているのかもしれない

「まぁいいか」と思える範囲を広げる

　さまざまな出来事を自分のコアビリーフに照らして、合致していて心地良いということもあれば、期待と異なる現実を許せないと感じることもあります。その両極だけでなく、「自分の考えや期待（コアビリーフ）とは違うけれど、怒るほどでもない」という場合もあります。

　「べき」思考が強い、あるいは「ものごとの白黒をはっきりさせたい」という人は、曖昧さが許せず、すぐに怒りの引き金を引いてしまいがちです。白と黒との間にグレーがあるように、自分の考えや期待とは異なっていても怒るほどではないという範囲を広げられると、ものごとを許容しやすくなります。

　自分の考えとは異なる相手の反応や状況に遭遇したときや、誰かと意見が対立したときに「あり得ない！」と言わず、「こういう考えの人もいるのか」と言い換えてみましょう。相手に合わせて自分の価値観を変えるのではなく、相手の考えを「完全否定」せず理解しようとする姿勢をもつということです。

　「絶対にこうしなければいけない」という考えを、「○○するほうがよいかな」というように、少しゆるく言い換えてみてもよいでしょう。

　思いどおりにならないことも、「許せない！」ではなく、「まぁいいか」と思える大らかさをもつのです。

　たとえば、「対応したばかりなのにまたナースコールで呼ばれた」という場面に対して、「どうしてまとめて言ってくれないの！まったく腹が立つ！」と怒る人も、「まとめて言ってもらえば助かるけれど、スタッフがいなくなったとたんに次の用事を思い出すこともあるよね」と許容するほうが、穏やかに対応できるのではない

でしょうか。

　一方で、際限なく許容範囲を広げればよいというわけではありません。怒らなくてはいけないときもあります。

　許容範囲を広げたら、怒るほどでもないことと怒ることの間に境界線を引き、その限界を設定しておきましょう。「せめてこうしてほしい」と言い換えてみると、許せる範囲が明確になるでしょう。

　この境界線は周囲の人には見えないので、意図せずそこに踏み込んでしまうことがあります。周囲の人にもその基準がわかるように「ここまでは許せるけど、これは許せない」と自分の基準を伝えていくことも必要です。

　許容範囲の境界線をどこに引くかは自分次第です。

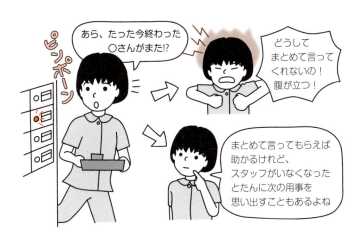

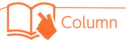 Column

小さなこだわり

　同僚が「誰が捨てたの！」と怒っています。ナースステーションのゴミ箱から取り出したのは、ボックスティッシュの空箱でした。「箱はつぶして捨てないとダメでしょ。このまま捨てたらかさばるでしょう」と言って箱をつぶしています。

　同僚の怒りの引き金は、「ボックスティッシュの空箱はつぶして捨てるべき」という本人の「こだわり」です。筆者も空箱をつぶして捨てますが、「誰かが捨てた箱をゴミ箱から取り出してまで怒るほどのことではないかな」と思います。自分の価値観とは違うけれど許容範囲です。

　それよりも、筆者にとっては、一度ゴミ箱に捨てたものを素手で拾い上げるという行為のほうが自分の価値観からはずれていて、その行為に不快感がありました。これも自宅ではそれほど気にならないのですが、医療現場では「清潔と不潔を明確にすべき」「一度捨てたものを素手で拾うべきではない」という「べき」思考があるのです。

　同じ組織で働いていても、育ってきた環境や家でのしつけなどの影響を受けているため、一人ひとりがさまざまなこだわり（コアビリーフ）をもっています。ふとしたきっかけで、思いがけないこだわりが垣間見られることがあるものです。

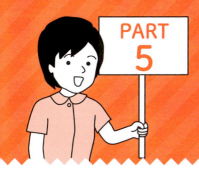

勢いに任せた言動を防ぐ

1 反射的な対応を防ぐために怒りから離れる

　怒りを表現した結果、後悔したり取り返しのつかない状況を招いたりするなど失敗に終わることがあります。失敗の理由の一つは「反射的な言動」にあります。

　カッとなった勢いで怒鳴ったり嫌味を言ったりして、後で「言い過ぎた」と悔やんでも、発した言葉を取り消すことはできません。看護の現場において、怒りにまかせて反射的にとった行動は、取り返しがつかない結果になりかねません。

　患者が処置に協力してくれない、思いどおりに動いてくれない、そんなときに乱暴な処置を行うと、思わぬ事故を引き起こしたり、患者が負傷したりすることがあります。

　また、たとえ緊急時だとしても、医療者に乱暴な言動は許されません。緊急時こそ円滑なコミュニケーションが不可欠ですが、実際には、医療スタッフ間で怒鳴ったり突き飛ばしたり、蹴飛ばしたりすることが起こります。不慣れで緊張している新人看護師が「邪魔だ！　どけ！」などと怒鳴られ突き飛ばされたりしたら、傷つき自信を失ってしまうでしょう。

　管理職やリーダーが、ミスなどの報告を受けたときに、感情的になって矢継ぎ早にスタッフを問いただしたとしたらどうでしょう。ミスをしたスタッフは自分の非を十分にわかっており、繰り返し聞

かれても何とも答えられない、あるいは何とか答えようとして、不毛なやりとりになってしまいます。

このように感情に振り回される人は、部下の信頼を得ることができません。大事な場面で部下が上司の顔色をうかがって報告を躊躇するようなことがあれば、大きな事故を招きます。

「言い過ぎた」「やり過ぎた」という場面をあとから振り返ってみると、「ついカッとなって」「カチンときて」という言葉が聞かれることがありますが、こうした一瞬の衝動的な言動が病院の信頼を失墜させ、看護師や病院自体が処分を受けるほどの事態に発展する危険性もあります。相手の言動に触発され、「売り言葉に買い言葉」というように反射的に何かを言い返したり、相手に仕返しをしたりする人は要注意です。

突然の怒りの感情を不適切に表出しないためには「反射を防ぐ」、すなわち少しだけ反応を遅らせる方法を身につけておくと役に立ちます。

怒りがわき起こったとしても、そのピークはほんの数秒間です。この数秒間を反射的な言動をせずにやり過ごすことが重要です。数秒間で怒りが消失するわけではありませんが、冷静に対応できる自分を取り戻すことができるのです。

苛立ちを感じたら、自分のなかにわき起こる感情を受け止め、そしてその怒りからしばらく意識を逸らし冷静さを取り戻します。そうすることでその状況に対応できるようになるでしょう。

ここでは、衝動的に行動を起こしそうな状況が生じた場合、反射的に対応しないで「数秒間やり過ごす」ということに焦点を当てていきます。

怒りに火がついた瞬間に、勢いで不適切な言動をしないよう、数秒間反応を遅らせる（やり過ごす）方法をいくつか準備して練習しておきましょう。

自分を落ち着かせる言葉をもとう

　怒ったときに、周囲の人に「まずは落ち着いて」などと言われたことはありませんか。あなたも怒っている誰かに気持ちを落ち着かせようと声をかけることがあるでしょう。そうした言葉を自分で自分に言い聞かせるという方法もあります。

　「大丈夫」「何とかなる」「なるようになるさ」など気持ちを落ち着かせる言葉や、「成長のチャンスだ」「挑戦してみよう」「成功させてみせる」など自分を鼓舞する言葉、「敵もさるもの」など心のなかで切り返してみるなど、直接相手に向けて言葉を発する代わりに、自分に向けて言葉をかけてみましょう。

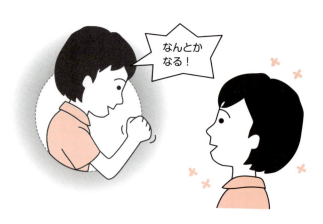

実況中継してみよう

　患者に怒鳴られたとき、勢いにまかせて言い返してしまうわけにはいきません。そんなときには、どこかに冷静な別の自分がいて、俯瞰（ふかん）して見ることで理性を保つという人もいます。部屋の天井のほうから自分と患者とのやり取りを客観的に観察している人がいるようなイメージをもつことで自分を抑えるという人もいます。

　その怒りの渦中に自分の身を置かずに、距離を置くのです。第三者としての自分が思い浮かべにくい場合は、自分の表情や相手の言動を、アナウンサーがスポーツの実況中継をするように心のなかでつぶやいてみましょう。

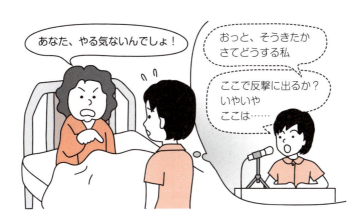

数を数える

　苛立ちを感じたら、ゆっくり数をかぞえてみましょう。幼い頃に、「言い返す前に10までかぞえなさい」などと言われたという人もいるのではないでしょうか。

　「心の中でイチ、ニィ、サン…とゆっくり6まで数える」など、ルールを決めておきます。数をかぞえながら、少しの時間をやり過ごしましょう。

　100から3を引いていく、カウントバックという方法もあります。簡単にできるようになったら英語で計算するなど、難易度を上げるとよいでしょう。

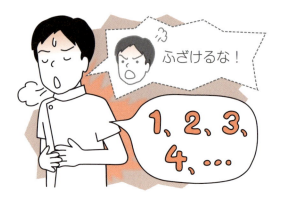

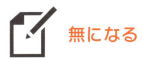
無になる

　怒りを感じたときの対処法を尋ねると、「お地蔵さんになる」「大仏のポーズをとる」という人もいます。これは、怒りを呼ぶような刺激を遮断するという方法です。

　「売り言葉に買い言葉」にならないように、頭のなかを「無」にするのです。

　頭のなかに「テンテンテン（…）」の吹き出しが出てくるイメージや、静かなお寺のなかに「ポク、ポク、ポク」と木魚（もくぎょ）の音が響くというイメージをもつというのでもよいでしょう。

　とても日本人らしい発想ですが、反射的な言動を防ぐという意味では世界共通です。

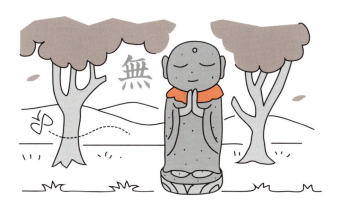

グーパー運動をする

　苛立ちを感じたら、手を握ったり開いたり、グーパー、グーパーしてみましょう。ただそれだけです。

　感情がクールダウンするまで、グーパーグーパーします。怒りを握りつぶすように手をグーッと握り、怒りを放すようなイメージでパッと開きます。これを気持ちが落ち着くまで繰り返します。

　手を動かすことで、少しの間だけ怒りから身体へ意識を逸らします。ポイントは、怒りから意識をそらすために、身体を使って簡単に行えることを準備しておくことと、自分を保つために自ら衝動をコントロールするという意識をもつことです。

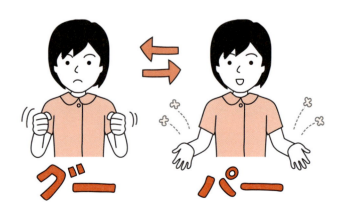

手のひらに書いてみる

　苛立ったことを、手のひらに指で書いてみましょう。

　指先を使い手のひらに刺激を与える感じです。反射的に対応しないために数秒間をやり過ごすことが目的なので、手のひらでなくてもかまいません。

　面談のときに相手の言動に腹が立ったという場面なら、机の下でこっそり、太腿に指で「ムカついた！」となぞってみる、それだけで数秒間が過ぎていきます。もちろんメモ帳にメモしてもよいでしょう。

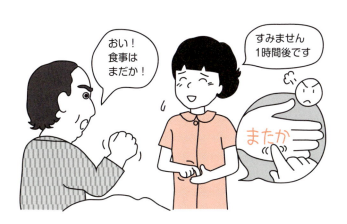

とりあえず○○する

　苛立ちを感じたときに、「とりあえず○○する」という行動をあらかじめ決めておくと、とっさのときに役立ちます。「グーパー運動」や「手のひらに書く」ほかにも、自分らしい「とりあえず」を決めておきましょう。
　たとえば、以下のようにいくつか準備してみましょう。
- イラッとしたら、3回深呼吸。
- イラッとしたら、とりあえず手を洗う。
- イラッとしたら、とりあえず手指消毒。
- イラッとしたら、とりあえず鼻歌を1曲。
- イラッとしたら、とりあえずチョコレートを食べる。

　周囲の人に聞いてみて、自分に合いそうなものがあれば試してみるのもよいでしょう。

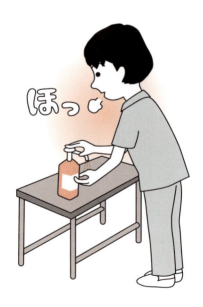

ひとまずその場を離れる

　イライラしていて穏やかに対応できない場合や、意識を逸らす方法だけでは怒りを鎮められそうにない場合は、いったんその場を離れてみるのも一つの方法です。その場面や状況から物理的に距離をとるのです。

　その際、何も言わずに立ち去るのではなく、相手に戻ってくることを伝えましょう。冷静さを取り戻すための時間がほしいと言えば、相手にも伝わりやすいですが、患者の対応時や、短時間なら「ちょっと確認してきます」などと伝えてもよいでしょう。

　対応中の患者を置き去りにはできませんが、ほかのスタッフに交代してもらうこともできます。業務の分担が決まっていても、どうしても自分が対応しなくてはならないという場面は、それほど多くはないのです。

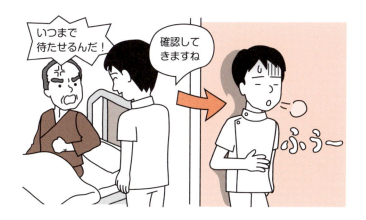

2 長引く怒りから自分を立て直す

　何か嫌な出来事が起きたあとに、しばらくその感情を引きずってしまうことがあります。その長さは人によってさまざまで、怒りを爆発させてもすぐに気持ちを切り替えられる人もいる一方で、なかなか立て直せない人もいます。

　怒った出来事を悶々と考え続けて分析してみたり、次に会ったときの場面をシミュレーションして仕返しをする作戦を練ってみたり、イライラした感情を抱え込んでいると、目の前の仕事に集中できなくなり、効率が下がります。スタッフとのコミュニケーションにも影響し、ミスが起こりやすくなります。

　怒りを感じること自体は悪いことではありませんが、怒りを長く引きずっていると、心身のバランスを崩すことがあります。一つの怒りの出来事から離れられずにいると、恨みとなって、さらに自分を苦しめることになる場合もあります。

　また怒りのオーラを放ちながら不機嫌な表情で仕事をしていると、場の雰囲気を壊してしまいます。職場にイライラしている人が１人でもいると、その場が険悪な空気に包まれ、一緒に働くスタッフの気分も重くなり、スタッフから患者へと伝染していくのです。これを情動伝染といい、怒りに限らずさまざまな感情は周囲に伝染します。明るい人がいれば、周囲の人も明るい気分になり、悲しん

でいる人がいれば、その悲しみを一緒にかみしめるように、自然に感情が伝染していくのです。怒りは他の感情よりも伝染力が強いといわれます。職場の雰囲気にも影響し、周囲の人が居心地の悪い思いをする場合もあります。また、イライラして不機嫌そうに働いている当の本人は、周囲の雰囲気を険悪にしているということに気づいていなかったりします。

　イライラしていると、些細な刺激に対して感情的になりがちです。不機嫌な状態でいるところに、緊急入院があったり、臨時の指示が出たり、患者が何度もナースステーションに来て訴えたりしたら、つい声を荒らげて乱暴に対応するということになりかねません。もともと怒っていたこととは違う出来事や人に対して怒りをぶつけるのは、八つ当たりです。

　ここでは、長引く怒りを早めに切り替え、自分で立て直すためのテクニックを紹介します。怒りが長引きそうならば、自分を立て直すために、その感情に気づいて意識を逸らす、怒りの出来事から離れる、リラックスするなどして気分転換をしてから戻ってくるという対処をとっていきます。

白紙に戻す

　嫌な出来事が頭から離れず、気がつけば仕事の手が止まっていた。同じ内容の思考がグルグルと巡ってしまう。そういう状態のときは、思考を止めて頭のなかをリセットするのが肝心です。

　真っ白な紙を思い浮かべてみてください。頭のなかを白紙に戻すというイメージです。白紙に戻すのは簡単ではないという人は、心のなかで「ストップ！」「終わり！」とかけ声をかけて、思考に区切りをつけてみましょう。

　仕事で嫌な出来事があって、帰り道に頭のなかで映像が自動再生されるような状況になる人もいます。頭のなかの再生を止める停止ボタンをクリックするようなイメージを試してみてもよいでしょう。

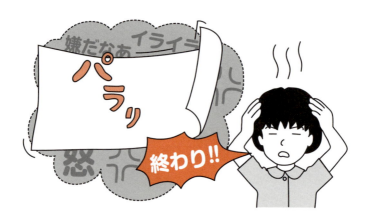

怒りのかたちを取り出して捨てる

　怒りは目に見えないため、コントロールしにくいものです。それならば、視覚的に表せば対応しやすくなるのではないでしょうか。

　怒りのかたちをイメージしてみてください。

　その怒りは、「どんな色？　大きさは？　かたちは？　手触りは？　硬さは？　重さは？　温度は？　動きは？　音は？　においは？」と質問しながら、より具体的にイメージしていきます。

　イメージできたら、その怒りを消してしまいましょう。たとえば、パソコン上のゴミ箱のアイコンにドロップして消去します。

　実際に怒りのイメージを紙に描いてみてもよいでしょう。描いたらクシャクシャと丸めてゴミ箱にポイっと捨ててしまいましょう。

　ものごとを、文字や文章で視覚的に受け取ることが得意な人もいれば、音声がよい人、身体感覚でとらえる人もいます。怒りのかたちをイメージして外在化する方法は、視覚的にとらえることが得意な人に向いています。

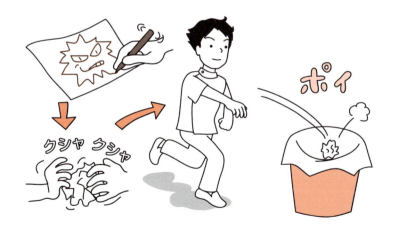

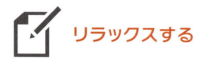
リラックスする

　怒りが生じた現場から短時間でも離れることができれば、気分が変わり高まった緊張がとけます。この時間は、怒った出来事を思い出したり、頭のなかで作戦会議をしたりせず、気分を変えて怒りを増幅させない対処法（リラクセーション）を試します。

　窓を開けて外の空気を吸う、数分でも目を閉じて瞑想する、休憩時間であれば好きな音楽を聴く、好みの飲み物を飲むなどを試します。気持ちを落ち着かせるために、自分に合う方法を複数準備しておくとよいでしょう。

　怒ったときや不安なときは呼吸が浅くなり、緊張が高まります。そういうときは呼吸を整えます。静かにゆっくりと息を吐いて、吐き切ったら自然に吸い込みます。吐くほうを長くするように意識して、呼吸を繰り返します。呼吸に意識を集中するだけでも、気持ちを落ち着かせることができます。

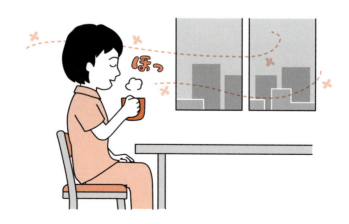

身体を動かす

　散歩、ストレッチ、有酸素運動など、身体を動かすことも、怒りをクールダウンするのに効果的です。スポーツをして発散できれば、それは健康的な対処法ですが、仕事中などで、まとまった時間を取れない状況もあります。少しの時間でも、意識して身体を動かすようにするだけで気分転換できます。

　たとえば、検体を届けに行く、薬局に行く、売店に行くというように、病棟を出るだけでも気分転換できます。また、廊下をテンポよく歩く、時には階段を使うなど、ちょっとした工夫で気持ちの切り替えができます。

　病棟のなかにいて短時間でできることとしては、水回りを一部分だけ磨き上げる、処置台を拭くなどもあります。自分の感情をリセットするという意識で行動を探ってみてはどうでしょうか。

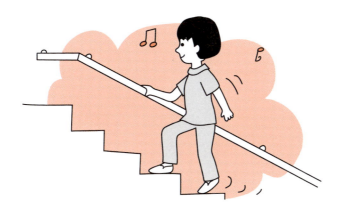

意識を目の前のことに集中する

「思い出してイライラ、想像してイライラ、心ここにあらず」という状況になったら、目の前のことに集中しましょう。グラウンディングという、意識を今この場所に釘づけにするというテクニックです。

たとえば、今、目の前に見えているものを観察してみます。
書類を観察してみる
　「指示箋が３枚か」
ボールペンを観察してみる
　「三色か。グリップが太いな」

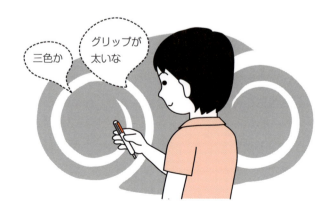

怒ったときほど笑顔で過ごす

　怒っていると表情が険しくなります。目がつり上がり、口元が「へ」の字になっていると感じたら、意識して口角を上げて笑顔をつくってみましょう。

　意図的に笑顔をつくることで脳から指令が出てポジティブな気分になる、フェイシャルフィードバック仮説といわれています。怒った表情をしていれば怒りが増強するし、不機嫌な表情をしていればそのような感情になっていきます。感情は表情筋などの身体の動きに連動しています。

　笑う門には福来る。うつむきがちなときは意識して背筋を伸ばしてみるなど、表情や姿勢による快の感覚をつかんでいきましょう。

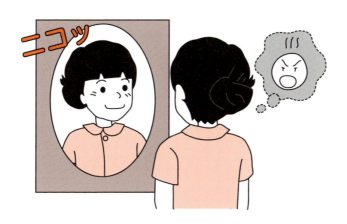

成功体験を呼び起こす

　気持ちを切り替える、または怒りから離れて感情を立て直すためのスイッチを準備しておくという方法もあります。

　苛立ちを感じたら、今までで一番気持ちが良かった場面を思い出して、そのときの感覚を呼び起こします。

　それは、いつ、どこで、誰がいて、どんな場面でしたか？　子どもの頃に初めてホットケーキをひっくり返した瞬間、学生時代にスポーツで優勝が決まった瞬間、国家試験の合格発表で自分の受験番号を見つけた瞬間、血管の走行が見えにくい患者の採血が成功した瞬間、その瞬間を鮮明に呼び起こすのです。

　その感覚を思い出すことで、嫌な感情をリセットします。

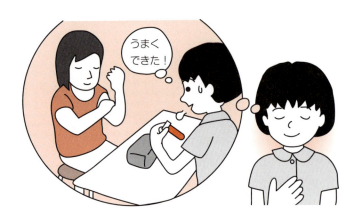

事実と思い込みを分ける

　出来事をとらえるときに、「事実」と「思い込み」が混ざって、思い込みに引っ張られて怒りが増幅することがあります。怒っている出来事に対して「いや待てよ」「違う見方があるかもしれない」と問いかけてみましょう。

　遠くで2人の人が話しているのが見えたとき、「私のことを話しているのかしら」と気になって、「言いたいことがあるなら直接言ってくれればいいのに！」などと怒りがわいてくるかもしれません。でも、事実は、遠くで2人が話しているというだけです。

　あれこれ気になっても、思い込みを排除して事実だけを取り出してみたら、それは怒る必要のないことかもしれません。

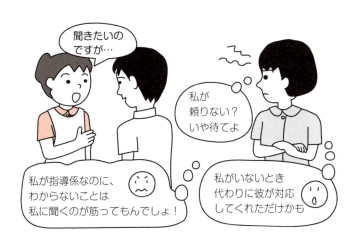

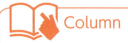 Column

愚痴は怒りを増幅させるかも？

　理不尽な出来事や自分の価値観に照らして許せないことがあったとき、誰かに話すことで怒りを発散させてガス抜きをすることは、人によっては有効な手段になります。

　怒りを発散することと、爆発させることとは違います。その違いを整理しておきましょう。

　誰かに話すことで自分の思考を整理したり、吐き出して気持ちを軽くしたりすることは大切ですが、その際は場所と相手を選びましょう。気持ちを受け止めてもらうつもりで話したのに、「私のほうがもっと大変だったわよ！」などと言われ、いつの間にか聞き役になっていては、意味がありません。

　「嫌なことがあったら、とりあえず飲みに行こう」という対処パターンの人もいますが、お酒を飲みながら怒った状況について話していると、怒りを再体験することになりやすいことに注意しましょう。愚痴をこぼすことで怒りが増幅して記憶に上書きされるため、「お酒を飲みながら愚痴をこぼす」という対処法は控えるほうがいいでしょう。

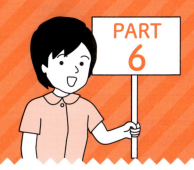

PART 6

不要な怒りに振り回されない

1 心身の健康を保つためのストレスケア

　2015（平成27）年の労働安全衛生法の改正で、ストレスチェック制度が導入されました[1]。この制度は、労働者がストレスに関する質問票に記入し、その結果を本人に通知することで、自身のストレスの状況への気づきを促し、メンタルヘルスの不調を招く前に対処するという制度です。

　厚生労働省が示す「労働者の心の健康保持増進のための指針」[2]では、メンタルヘルス対策を効果的に進めるために必要なケアとして、以下の4種類のケアを示しています。

① **セルフケア**：自分自身でストレスに気づき、予防・対処すること、または事業者がそれを支援すること。

② **ラインによるケア**：管理監督者が、日ごろの職場環境を把握・改善し、部下からの相談を受け対応などを行うこと。

③ **事業場内産業保健スタッフ等によるケア**：産業医、保健師、人事労務管理職が、労働者や管理監督者などへの支援や具体的なメンタルヘルス対策の企画立案を行うこと。

④ **事業場外資源によるケア**：職場以外の専門的な機関や専門家を活用して支援を受けること。

　以下、自分自身でストレスに対処する「セルフケア」と、管理監督者が行う「ラインによるケア」について紹介します。

看護師は、患者の病気や病気に伴うストレスや不安をケアする専門職者ですが、自身のストレスへのケアは後回しにしがちではないでしょうか。怒りを長期間ため込むと、健康を害する危険性があります。不安や悩み、ストレスを抱えているとイライラしやすくなり、また、ふだんからイライラしやすい人は、ストレスをためやすいといわれます。アンガーマネジメントには、不安やストレスへの対処法として活用できる考え方やテクニックが多く含まれています。ここからは、ストレスケアの観点から心身の健康を保つためのヒントを考えていきます。

　ストレスへの対処は、ストレスとは何かを知り、自身のストレスに気づき、それに対処するという一連の流れによって行います。ここでは、最初にストレスの基本的な考え方と看護師にとってのストレス要因、気づき、そしてストレスケアについて紹介します。また、後半で紹介するテクニックは、怒りやストレスへの耐性をつけ、上手なストレスケアとして活用できる点があります。怒りへの対処が上手になると、自然にストレスへの対処も身についていきます。

ストレスへの対処法

ストレスとは何かを知る
↓
自身のストレスに気づく
↓
それに対処する

---

1) 厚生労働省．働く人のメンタルヘルス・ポータルサイトこころの耳．
　http://kokoro.mhlw.go.jp/
2) 厚生労働省 独立行政法人労働者健康福祉機構．職場における心の健康づくり―労働者の心の健康の保持増進のための指針．
　http://www.mhlw.go.jp/new-info/kobetu/roudou/gyousei/anzen/dl/101004-3.pdf

ストレスの基礎知識*

　「ストレス」はもともと物理学の用語で、外部からの刺激によってゆがみを生じた状態を指します。これを1930年代に生理学者のセリエ（Selye H）が、人に当てはめて生物学的ストレスを提唱しました。外部からの刺激を「ストレッサー」、その刺激に抵抗しようとする力をストレス耐性、そして、心身にゆがみが生じた状態を「ストレス反応」といいます。日頃、「ストレス」といっているのは「ストレッサー」や「ストレス反応」を指しています。

　ストレッサーとして、たとえば騒音、においなどの環境的要因、病気、痛み、睡眠不足などの身体的要因、そして職場問題、家庭問題、経済的問題などの社会的要因があります。なかでも職場の人間関係や近所付き合いなど社会的要因は、不安や悩みなど心理的ストレス要因になりやすいといわれます。

　人によってものごとの受け止め方はさまざまで、同じ出来事や状況も、ストレッサーになる人もいれば、そうでない人もいます。ストレス耐性も人それぞれで、ストレス耐性が強い人もいれば、弱い人もいます。大きなストレッサーや複数の重複したストレッサーは大きな負荷がかかりますし、毎日続く終わりの見えないストレッサーも対応する力を阻害します[3]。私たちは、看護師という仕事のほかに、家事、育児、介護、あるいは自治会や地域の役員など、複数の役割をもっていて、それぞれの負担をバランス良く整えることは難しいものです。

　ストレス反応がどのように現れるのかを、身体症状、心理面、行動面からみてみましょう。身体の変化として、人前で話すときに緊張して胸がドキドキして手に汗をかく、恥ずかしくて顔が赤くなるなどが挙げられます。過度のストレッサーを受けると、不眠、食欲

不振や食べ過ぎ、頭痛、腹痛、発熱などの症状が現れることもあります。心理面への影響としては、気分が落ち込む、やる気が出ない、仕事に行きたくない、イライラする、些細なことにこだわってしまうなどがあります。行動面では、元気がない、消極的になって人との交流を避ける、仕事のミスが増える、集中力が低下するなどの変化がみられます。

　高ストレスによってメンタルヘルスの不調を招かないように、ストレス状況に気づいて対処することが求められます。しかし、ストレスがなければよいとも限りません。人は困難に立ち向かおうとするなかで成長します。セリエは、「ストレスは人生のスパイスである」と言っています。ストレスとほどよく付き合っていくことが大切です。

（＊本項は、田辺有理子（2017）．ストレスとは何かを知り「気づき」を確かに得られる環境を整える、看護、69(7)：79-82、2018．より転載）

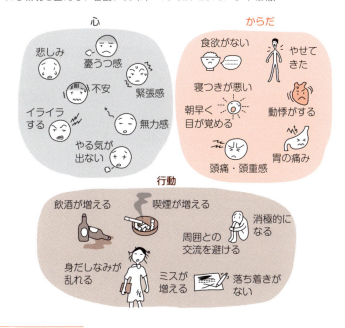

3）　厚生労働省：働く人のメンタルヘルス・ポータルサイトこころの耳．
　　http://kokoro.mhlw.go.jp/

看護師のストレッサー*

　看護師にとってストレッサーはどのようなものでしょうか。まず、医療現場という職場の特性があり、患者の生命に直接かかわる重圧が常にかかります。患者の不安や苦痛に寄り添い、高度なケア、個別性のあるケアのために看護の悩みは尽きません。めまぐるしく変化する最新の医療に関する知識や新しい機器の扱いを覚える負担もありますし、限られた勤務時間のなかでの膨大な業務量に疲弊する看護師も多いでしょう。

　看護の対象である患者や家族は、高ストレスな状況にあります。看護師は患者や家族からの不条理な要求や、時には暴言や暴力を受ける危険性もあります。また、職場のハラスメントやいじめなどの問題も避けられない課題です。

　日本看護協会[4]が4年ごとに行う「看護職員実態調査」の2017年度調査によれば、1年間に勤務先や訪問先などで暴力・ハラスメントを受けた経験は52.8％でした。「身体的な攻撃」や「意に反する性的な言動」は患者が多く、「精神的な攻撃」は同じ勤務先のスタッフという結果でした。暴力やハラスメントは、看護師にとって身近に迫る問題となっています。

　また、都道府県労働局等の総合労働相談コーナーに寄せられる相談内容のなかで、「いじめ・嫌がらせ」に関する相談が2012年以降はトップとなり、いまなお増加傾向にあります[5]。

　たとえ仕事が忙しくても、職場の人間関係が良く自由に発言でき、同僚がお互いに声をかけながら協力し合える環境なら、乗り越えられることもあります。反対にいじめや嫌がらせが蔓延する職場では、ストレスが高く協力体制も脆弱になり、仕事の成果も上がらず働くことが苦痛になってしまうでしょう。

病棟内や看護チームなど身近なスタッフ同士は、毎日顔を合わせるのでお互いのことを理解しているようで、実は理解し難いものです。コミュニケーションの行き違いの小さな溝がいつの間にか埋められないほど深くなってしまうかもしれません。

　落ち込んで立ち直れないという卒後2年目の看護師がいました。その理由は「2年目になるのに後輩を指導できない、先輩としての自覚が足りない」というマイナスの評価を下されているとのこと。聞けば、上司に「後輩たちの手本になるようにしっかりね」と言われたというのです。それは上司がその看護師への期待を込めた発言のように聞こえます。また、同じように言われても「後輩の手本になれるようにがんばろう」と思う人もいるでしょう。

　それがストレッサーになる人もいれば、そうでない人もいます。ものごとの受け止め方は人それぞれです。

（＊本項は、田辺有理子（2017）．ストレスとは何かを知り「気づき」を確かに得られる環境を整える，看護，69（7）：79-82. より改変し転載）

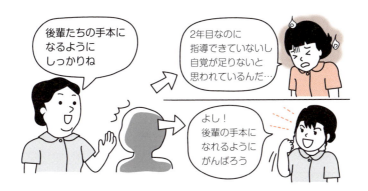

4）　日本看護協会（2018）．「2017年看護職員実態調査」結果報告．
　　http://www.nurse.or.jp/up_pdf/20180518113525_f.pdf
5）　厚生労働省：あかるい職場応援団．https://no-pawahara.mhlw.go.jp/

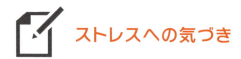
ストレスへの気づき

　ストレスケアのセルフケアは、自身のストレスに気づいて、対処することです。しかし、高ストレス、メンタルヘルス不調になってから自分の状態を客観的にみるのは難しく、自身のストレスに気づけないこともあります。

　高ストレス状態といわれても、そういうときこそ忙しく、「ストレスケアの面接に呼び出されても私は暇ではない。そんな時間があったら仕事をさせて」と言って、職場の支援を敬遠してしまうこともあります。そのまま仕事を続けてもメンタルヘルス不調にならない人もいます。しかし、ストレスチェックは自身が無意識にSOSを発しているのかもしれないし、高ストレスと判断された場合も、そのときはたまたま大きなミスを起こさなかっただけで冷静な判断力がなかった可能性もあります。

　看護師は、他の職種に比べてメンタルヘルスに関してケアを受けることへの抵抗が強いかもしれません。日ごろ支援する立場にいると、自分がメンタルヘルス不調として支援される立場になりたくないという偏見をもったりするのかもしれません。

　自分の変化に早めに気づくためには、気持ちに余裕のあるときに自分にとってのストレッサーやストレス反応、注意サインを意識しておくことが肝要です。たとえば「朝早く目が覚める」「食欲がなくなる」「イライラする」など、あらかじめストレスがかかったときの自分の変化を洗い出してみるのも一つの方法です。

　セルフケアとしてのストレスへの気づきや職場における定期のチェックのほかに、日頃からスタッフの様子を見ている管理監督者によるケアとしても、スタッフのストレスへの気づきが求められます。管理者には、勤務時間の管理や年次休暇の取得促進、ほか個々

のワークライフバランスに応じた労務管理、そのほかにもさまざまな役割がありますが、スタッフ一人ひとりの状況を把握する、すなわち部下のストレスへの気づきも重要な課題となります。病院においては、病棟師長や主任など、日ごろからスタッフに接している管理者についてみてみましょう。ストレス反応のなかで行動の変化は、本人よりも周囲の人が気づく場合があります。管理者は部下の動きや表情の変化をよく観察していますし、気づくための工夫を重ねていることと思います。

　その観察と気づきを部下へのケアにどう活かすかについては、ストレスやストレス反応の知識と実際を統合して考える必要があります。「最近ミスが続いて緊張感に欠ける」と思うか、「ストレスがあるのではないか」ととらえるか、その見立てによって対応も変わります。「しっかりして」と叱咤激励するか、「夜は眠れているの？」と体調をたずねてみるか、その対応によってその後のケアも変わるのではないしょうか。同僚の行動の変化に気づいたなら、「眠れているか」「食事を摂れているか」といった本人が自覚しやすい質問で、ストレス反応を確認してみるのもよいでしょう。

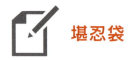

堪忍袋

　怒りが爆発することを、「堪忍袋の緒が切れる」と表現されることがあります。「堪忍袋」は古典落語の演目にもあるように、堪忍する心の広さを袋にたとえたものです。我慢したり、目をつぶったりしているうちに、ストレスがふくらんで、ついには袋の緒が切れて感情があふれ出してしまいます。

　心の状態を堪忍袋にたとえて考えてみましょう。袋の中身は、「不安」「つらい」「苦しい」「痛い」「悔しい」「疲れた」「寂しい」「虚しい」「悲しい」などの感情や、「悩み」や「ストレス」です。ここにネガティブな感情や身体的な不調や疲労、そして悩みやストレスがたまっていきます。袋がパンパンに膨らんだ状態だと、気持ちにも余裕がなく、イライラしやすくなります。たとえば、睡眠不足や疲労がたまったままで働いていたら、ナースコールが鳴っただけで用件も聞いていないのに苛立ちを感じるかもしれません。

　パンパンにたまった状態で袋を縛っている紐が切れたら、なかに入っていた感情が一気にあふれ出してしまいます。

　メンタルヘルスや虐待などの説明で、心をコップにたとえるコップ理論なども同様の原理です。コップに水がいっぱい入っている状態では、すぐに溢れてしまいます。この溢れてしまった水が怒りです。「虐待」や「不適切ケア」と考えることもできるでしょう。

　怒っていると、自分の心の状態に気づきにくいかもしれませんが、これらの感情や心の状態に早めに気づくことができれば、怒りが溢れ出す前に対処できることがあります。また、余裕がなくなって爆発する前にガス抜きをすることも必要です。すなわち怒りやストレスを溜め込まないで、気分転換する、感情をリセットするような方法をもっておくとよいでしょう。

次に心の許容量をみてみましょう。堪忍袋や心のコップの大きさです。器の大きい人、懐の深い人、度量の広い人などと表現されます。心の許容の大きさは人によって違います。心をコップにたとえると、コップが小さければ少量の水が注がれただけですぐにあふれてしまいます。心のコップの大きさは、ほかの人の考えを許容できるかどうかという寛容性に関係しています。すなわち、他人の価値観を批判せず許容できる人は怒りにくく、また、相手が怒っても、そういう考え方もあるのかと思え、怒っていることは理解できるが同意はしないという姿勢をもつことができます。ほかの人の考えや価値観を許容できない人は怒りやすく、また相手が怒っていることを理解できないため、相手の怒りに過剰に反応しがちです。心のコップが小さい人は、打たれ弱い、怒られ弱いともいえます。

　そして、コップがある程度大きくても、一気に大量の水が注がれたら、やっぱりあふれてしまいます。大きな事故に遭遇したり、過度な負荷が一気にかかったりするような状況は注意が必要です。

　怒りの感情やストレスケアのポイントは、自分の心の状態をみて、あふれる前にガス抜きをすること、そして心の許容量を大きくして、怒りにくい思考パターンをつくることです。

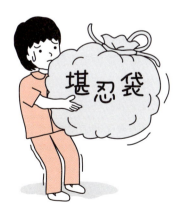

2 怒っていないときに取り組むセルフケア

　以下、何らかの出来事によって怒りが生じているときに限らず、日ごろから取り組む方法を紹介します。

　PART5では怒ったときの対処、いわば対症療法を紹介しました。ここからは怒っていないときに取り組める方法、すなわち体質改善の方法を紹介します。日ごろからストレスケアができていると怒りへの耐性が高まり、些細なことにイライラすることが減っていきます。

　ストレスへの対処のポイントは、自分自身でストレス反応に気づき、それを解消していくことです。ストレスへの対処行動として、仕事から離れて旅行や趣味でリフレッシュするという人もいれば、そんな暇はないという人もいます。ストレスへの対処として、長期休暇をとって海外旅行に行くというのも良い方法ですが、育児や介護などさまざまな事情を抱えている人は、無理のないものを準備しておくとよいでしょう。

　日帰り旅行やハイキングなど一日でできること、友人と食事や買い物に行くなど半日でできること、近所を散歩する、カフェに行くなど数時間でできること、読書やヨガなど数十分でできること、あるいは呼吸法やストレッチなどほんの数分でできること、というように気分転換を幅広く考えてみましょう。また、「飲み物を飲む間

はリラックスする時間」などと、自分のルールを決めておき気持ちをリセットするのもよいと思います。

　人によってストレッサーが異なるように、有効な対処法も一人ひとり異なります。ストレスが高まる前に自分に合った対処を見つけておくこと、そして日ごろから生活に取り入れていくことが大切です。どんなに恵まれた職場でも、理不尽なことや思いどおりにならないことはあります。苛立ちや不満などの感情に支配されず、気持ち良く過ごせるように、日常のなかで簡単にできる対処を意識してみてください。

　誰にでもストレスや苛立ちへの対処として自然と行っている気分転換のメニューがあると思います。でも、それをふだんは意識していないことも多いものです。あらためて思い出してみて、意識的に取り組んでいきましょう。

　また、自分に対して怒りを感じる、自責的な思考パターンから抜け出せずに苦しんでいる人の対処も紹介します。できないことばかりが気になって自分を責め、自分の体調よりも仕事を優先して無理をする、自分を痛めつけるような行動パターンや思考パターンの人は、自分を攻撃するパターンから抜け出すために、自分に優しくなれる、セルフケアができるようにしていきましょう。

感情を整えるための健康管理

「心身相関」というように、心と身体は密接に関係し合っています。感情の乱れは身体の変化として表れ、身体の疲労などは心理面に影響します。食事や睡眠など基本的な生活を整えると、ストレス耐性が上がります。たとえば、昼の休憩で食事をしながらメールをチェックするなど「ながら食い」をしている人は、短時間でも食べることだけに集中してみてください。ちょっとした心がけで身体の変化が起こり、心が整えられていくでしょう。

また、怒りっぽい人は、良質な睡眠をしっかりとることをお勧めします。ベッドに入ってからスマートフォンやテレビを見たりせず、よけいな刺激をなくします。「寝室は眠る場所」と脳に刷り込むことは、睡眠の質を上げることにつながります。

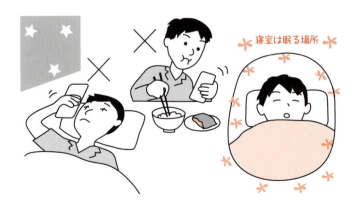

一日の終わりに感情もリセットする

　怒りや嫌な気分が長引くときは、早めに感情をリセットできるように、気分転換の方法を準備しておくのが有効です。それでも、夜になっても昼間の出来事が頭を巡ってしまうということもあります。

　その日の嫌な感情を翌日に持ち越さないために、夜は気持ち良く眠りにつくことが大切です。就寝前に、ストレッチや呼吸法などを行うのも良い方法です。

　嫌な気分の日も穏やかな気分の日も、毎晩の日課として、寝るときに「今日も一日よくがんばった」「無事に終わった」「明日もステキな一日になりますように」と、自分に労りの言葉をかけるのもよいでしょう。

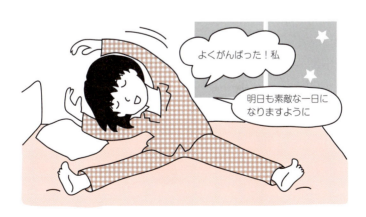

ワンパターンから抜け出す

　人の行動や思考はだいたいパターンが決まっていて、同じようなことに対して同じように怒る傾向があります。自分がどのようなときにイライラするのか、怒りのパターンを分析して、そのパターンを崩せば、不要な怒りに振り回されずに済みます。パターンを崩す方法はいくつかありますが、その一つに先手を打つことで怒りを減らす方法があります。

　たとえば、スタッフからの報告が遅れ「もっと早く言ってよ！」と思うことがたびたびあるなら、そのパターンを崩すために自分ができることを考えます。休憩の前に、「何か困ったことがあったら聞きますよ」などと声をかけてみます。まずは一つの方法を試してみて、効果がなければ別の方法を試します。自分の怒りのパターンを崩すことが目的なので、気負わず楽しんで取り組んでみてください。

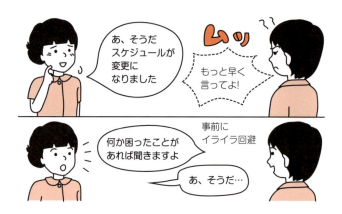

いつもと違うことに挑戦する

　毎日、同じ業務をしていても、思わぬ出来事に遭遇するものです。怒りの耐性をつくるのは、さまざまな出来事に対して許容範囲を広げるということです。

　「いつも同じ」という枠を破って、ちょっとだけ新しいことに挑戦してみましょう。病院のなかでいつもエレベーターを使っているけれどたまには階段を使ってみる、久しぶりに食堂で昼食をとるなど、小さなことでよいのです。いつもと違うことをしてみると、新しい発見があるのではないでしょうか。

　また、看護や医療と関係のない業種の人と話してみると、自分の知らない世界が見えることがあります。自分の部署や病院、あるいは看護の世界では常識と思っていたことが、実は世間では通用しないなどという発見があるかもしれません。

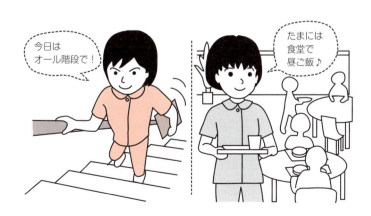

幸せ日記をつける

　仕事をしていくうえで、理不尽や不満がなくなることはありません。しかし、嫌なことや不満ばかりに意識が向いていると、イライラしやすく、その結果、場の雰囲気を悪くします。

　そこでお勧めの方法が「幸せ日記」です。書き方は、「怒りのメモ」（PART３、p.54を参照）と同様で、この日記には、「うれしい」「楽しい」「心地良い」「幸せ」を記録していきます。

　いつ、どこで、どんな出来事があったのか事実を書きます。思ったことや感情を豊かに表現できるように、語彙を増やしていきましょう。幸せの大きさは10段階で点数を付けます。

　不要な怒りに振り回されない人は、ポジティブな感情をきちんととらえています。不満がなくなることを期待するよりも、「快」の感覚を意識して、イライラから抜け出しましょう。

6月20日（水）朝5時	
場所	病棟の廊下
出来事	夜勤のときに病棟の窓から朝焼けが見えた
思ったこと	オレンジ、ピンクに染まった雲を見ていたら、夜勤の疲れが吹き飛んだ
幸せ度	3点

成功日記をつける

　できない自分に腹が立つ、自信がないという人は、「私にもできていることがある」と意識を向けてみましょう。誰しも不得手なことがあるものです。しかし苦手意識が先行すると、できていることや順調に進んだことを忘れがちになります。仕事に自信がもてず、ほかのことにも尻込みして挑戦できなくなってしまいます。

　そこで、できていることを見つけ自分で認めるという練習をします。小さなことでよいので、できたことやうまくいったことを探して書き出していきます。できていること、成功体験に着目するトレーニングなので、こんなことはできて当たり前と思うようなことでもよいのです。誰かに認めてもらえなくても、自信を取り戻すために自分で自分をほめてあげましょう。

いつ	成功したこと
8月13日	朝、遅刻しなかった
8月14日	忙しかったけれど、丁寧に患者に対応した
8月14日	後輩に労いの声をかけた
8月15日	患者さんの様子ををすぐに先輩に報告した
月　　日	
月　　日	

怒った人には近づかない

　怒った人の近くにいると、何だか疲れませんか？　それはエネルギーを吸い取られているからです。たとえ一緒に怒っていたとしても、あるいは怒った人の不満や愚痴を聞いたりしただけでも、消耗するのです。怒った人に吸い寄せられるという人は、何が起きたのだろうという野次馬のような興味かもしれませんが、怒りのなかに身を置くことで得られることは何もありません。

　人の感情は周囲の人へ伝播していきます。感情伝染、情動伝染などといわれ、特にネガティブな感情ほど周囲へ影響するようです。

　怒った人や不機嫌な人がいたら、距離を置くことで怒りに巻き込まれないようにしましょう。

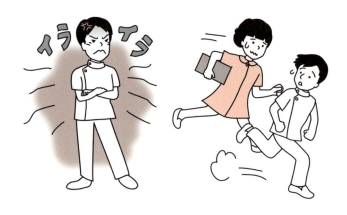

丁寧な所作と言葉づかい

　立ち居振る舞いや言葉づかいに注意することは、安定した感情を保つための重要な要素です。器具や書類を粗雑に扱う人や乱暴な言葉づかいの人は気性の荒い人にみえますし、日ごろから所作や言葉づかいが丁寧な人は感情も穏やかで安定しているようにみえます。

　そうした所作や言葉の影響は自分だけでなく、患者や同僚にも波及します。丁寧な所作や言葉づかいは患者に安心感を与え、同僚への安定感や信頼感につながります。物品を丁寧に扱う、ドアを静かに閉めるなど、毎日のなかで少しずつ意識してみましょうか。

　医療現場では、緊急時の慌ただしい状況こそ、対応が試されます。怒声が飛び交うなかでは緊張が高まり、十分にチームワークを発揮できません。そういうときこそ、落ち着いた口調を心がけましょう。

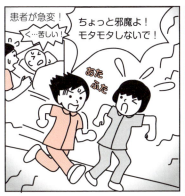
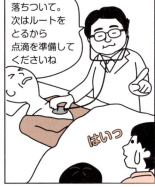

穏やかに振る舞う

　怒らないということがどのような体験なのか、試してみましょう。
　ふだんなら怒るような出来事に対面したときにも徹底して穏やかに振る舞うと決めて一日を過ごし、周囲の人の反応をみます。
　これは他人を変えるのではなく、自分が変わるという練習です。その時々の感情はさておき、とにかくどのような状況にあっても穏やかに振る舞います。言葉づかいや表情、しぐさなど穏やかにと心がけて過ごします。あえて忙しい日に試してみるとよいかもしれません。時間を区切って取り組むことで、その時間までやりきることができたという達成感も得られます。
　日常生活のなかには自分を怒らせる引き金や、怒りを誘発する出来事があります。そのなかで、怒ることと怒らないことを判断し、誘惑に対して「私は怒らない」と選択できることが大切です。

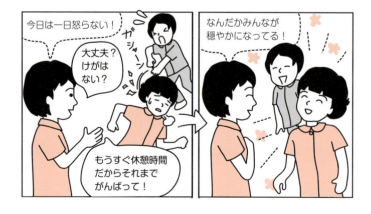

対応のうまい人を真似してみる

　患者の言動に触発されて自分ならつい声を荒らげてしまいそうな状況でも、上手に対応できる人もいます。いつも穏やかに対応する、ユーモアで返すなど、上手に受け答えしている人がいたら、真似してみてください。

　身近にいなければ、歴史上の人物やテレビドラマのヒロインなどでも構いません。その人になりきって演じてみるのです。話し方や所作などをしっかり観察して、特徴をつかんで真似します。

　苛立ちを感じるような状況になったとき、その人だったらどのように対応するだろうと考えて演じ続けることで、それまでなら怒ってしまう場面も、上手に対応できるようになります。

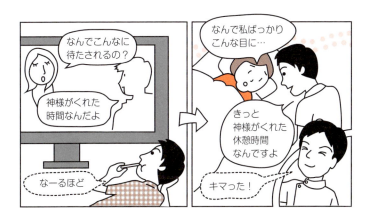

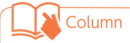 Column

表層演技と深層演技

　看護は感情労働だといわれ、看護師自身も感情労働だと思っているでしょう。ホックシールドは、感情労働という用語を、公的に観察可能な表情と身体的表現をつくるために行う感情の管理として、感情労働によって賃金という交換価値を有していると説明しています。

　そこには、ある種の演技力が求められ、感情をうまく抑えられなければ、看護師としての評価が下がることもあります。この演技には、内面の感情とは異なるその場に応じた表情や振る舞いを演じる表層演技と、内面もその場面にふさわしい感情を体験している深層演技があります。表層演技は怒っていても穏やかに対応する、それに対して深層演技は怒り自体を感じないというものです。

　看護師が皆、同様に感情労働をしているわけではなく、感情労働を遂行する看護師もいるし、そうでない看護師もいます。一方で、感情を抑え続けることで燃え尽き症候群を生じる危険性も論じられています。

　アンガーマネジメントのテクニックのなかには、外見や表情を演じることから自身の感情を変えていくものが含まれます。これは使い方次第では看護に有益ですが、すでに普段から演じることが身についている看護師もいれば、演じられない看護師もいます。また演じることが馴染んでいる人も、自身の感情に気づいて認めることを放棄しないようにしたいものです。

　Hochschild AR（1982）/石川 准，室伏亜希訳（2000）．管理される心―感情が商品になるとき．世界思想社．

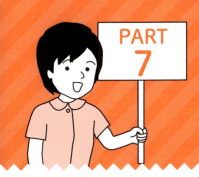

PART 7

上手に怒る

1 怒るか否かは自分で決める

　アンガーマネジメントは、「怒ってはいけない」ということではありません。「怒ること」と「怒らないこと」を区別して、必要なときには適切に怒るためのテクニックです。自分の感情を知り、建設的な思考や行動につなげることで円滑な人間関係を築き、自分と周囲の人が共に快適に過ごすために活用します。

　怒りが生じるのは自然なことで、自分のなかに感情があふれてくるのは止められませんが、その怒りにどう向き合うか、その感情にどう対応するかは自分で決めることができます。自分の感情にどう向き合うか、怒りを表すかどうか、あるいは誰かに伝えるか、伝えるならどう表現するか、こうした対応をすべて自分の責任で決めていくのです。

　不要な怒りに振り回されないためには、些細なことにいちいち目くじらを立てず、目をつぶる、受け流すという判断もあるのです。自分にとって許せないことが生じたとしても、状況や相手によっては怒りをそのまま表出するのが難しいこともあります。または、別のタイミングを選ぶほうがよい場合もあります。それを自分で判断していくのです。

　怒ったときは、「あの人が私を怒らせた」「こんなふうにされたら誰だって怒る」と思うかもしれませんが、自分の感情は誰かに操ら

れているわけではありません。怒ったことでトラブルが生じても誰も責任を負ってはくれません。自分の感情には自分で責任をもたなくてはならないのです。

　怒りの引き金となるのは、自分が大事にしている価値観や考えなので簡単には変えられませんし、無理に変える必要もありません。また、仕事や日常生活において「怒ること」と「怒らないこと」の境界線は曖昧な場合が多く、瞬時に判断するのは難しいものです。そのため、似たような出来事で対応が異なって、怒る必要がないときに怒って無駄にエネルギーを消耗したり、許せないのに何も言わなかったりしてしまうのです。「怒るほどでもないのに、怒ってしまった」「本当は許せないのに怒らなかった」、どちらも後悔することになります。怒ってから後悔するなら怒らないほうがよいし、納得できないなら無理に許容しないことです。また、この判断基準は、相手によって異なる場合があるかもしれません。そうした曖昧な部分を明確にすることで、無駄なことに怒るエネルギーを消耗しないようにすることが大切です。

　PART 5 では、怒りの勢いに任せて行動しないことを紹介しました。冷静さを取り戻したら、怒るか怒らなくてもよいか、自分の行動を自分で決めるということを改めて考えてみましょう。そのために、いくつかの基準を決めておくと、その時々の判断の助けになります。

　そして、怒ると決めたら上手に怒りましょう。怒ることは、怒鳴り散らしたり、威嚇したり、攻撃したりすることではありません。私たちが怒りを感じるのは、自分が期待したことと異なる現実に対峙したときです。誰か相手がいるのならば、その相手に何かを伝えたいから怒るのです。上手に怒ることは、その内容を上手に伝えるということです。

行動を決める基準をもつ

　怒りが生じたとき、その怒りに対してどう行動するのか、判断するための基準を決めておきます。たとえば、
- その出来事は重要か
- 自分がコントロールできることか

　という2つの視点でみてみましょう。

　その出来事が重要かどうかの判断として、怒りに点数を付けることも判断基準になります（スケールテクニックについてはPART 3、p.52を参照）。怒りの点数が低いとき、たとえば、3点以下ならやりすごすと決めてしまうのです。小さなことにイライラし続けるよりも、「まぁいいか」と気持ちを切り替えられるなら、あえて怒らなくてもよいのです。

　次に、自分がコントロールできることか、つまり自分が怒ることで事態が変わるかという点について考えてみましょう。

　忙しいときに立て続けに緊急入院があった、患者が急変して病棟が慌ただしくなったという場面で、「勘弁してよ」と苛立ち、不機嫌な表情を出していませんか。穏やかに業務が進んでいくという期待から外れた状況に苛立つことは仕方がないのですが、ここで怒りをあらわにしても、事態は変わりません。怒っても変わらないことであれば、その現実を受け入れる、腹をくくって対応するという選択肢が賢明です。

　私たちは、身近な人に「こうあってほしい」と期待し、だからこそ、理想や期待とのギャップに苛立ちます。しかし、他人は簡単には変わりません。特に人の性格などを変えるのは難しいことです。ここで大事なのは、他人は変えられなくても自分は変われるということです。自分の期待と異なる現実に対して、批判や文句を言うこ

とに時間を使うのではなく、相手の行動を変えるために「自分に何ができるのか」を考えるのです。後輩指導などの場面では、伝え方次第で相手の行動を変えられる可能性があります。その出来事が自分にとって重要なことであり、自分が怒ることで何かが変わる可能性があるのなら、怒るという行動を選択すればよいのです。

　怒ることと怒らないことの判断として、失敗しがちな基準があります。それは、「機嫌」です。怒る判断の基準を曖昧なままにしていると、自分の機嫌に左右されて、些細なことに怒ったり、本来怒る場面で目をつぶってしまったりということが出てきます。判断の基準がその日の機嫌によって変わってしまうのです。

　看護はチーム医療なので、たとえばリーダーが機嫌によって怒ったり怒らなかったりしたら、スタッフはその基準がわからず、リーダーの顔色によって対応を変えるようになってしまいます。これは医師と看護師、あるいは看護師と患者との間でも同様です。

　そうならないために、判断基準をあらかじめ明確に示しておきます。機嫌に左右されず、一定の基準に沿って許容範囲内なら怒らない、そこから外れたら毎回怒るというように、一定の基準で怒ることが大切です。

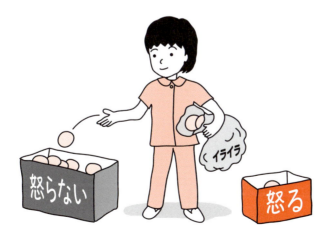

看護師としての判断基準をもつ

事例 同僚の自慢話に腹が立つ

> スタッフが高価なブランド物のバッグや洋服をたくさん買っている。
> 休憩室の会話が休日の旅行やレストランの話ばかりで、うんざりするし、聞いていて腹立たしい。

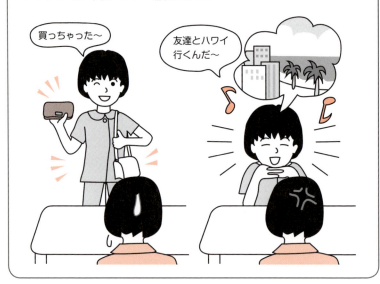

このような場面で、自分も若かった頃は同じだったと思えば微笑ましく聞き流せても、今の自分が家事や育児に追われている状況であれば腹立たしく感じるかもしれません。これが自分の子どもなら、「無駄づかいばかりしないで、貯金でもしなさい」と言いたくなるかもしれません。

しかし、自分の家族や子どもに対して怒ることと、同僚や部下に対して怒ることは、立場が違うのですから変わるのではないでしょうか。
　職場を離れた部下のプライベートな生活を管理する必要はありませんし、母親代わりに注意しなくてはと思う必要もありません。若いスタッフの言動が自分の価値観と異なっていたとしても、自分にとっては不要な怒りであることがわかります。
　怒るほどのことではないとわかっても、不快な気分になるのなら、自分がその場を離れて話を聞かないという方法もあります。
　また、話の内容が同僚の自慢話ではなく、患者の悪口などの内容で「許せない」と思えば、あえて怒るという選択もあります。看護師が怒るか怒らないかを判断する際に、その重要度の指標として、看護観や倫理観などがあります。
　看護師は「患者の意思が尊重されているか」「プライバシーが守られているか」「患者に不利益がないか」「安全が守られているか」「公平か」「誠実か」など、多くの基準で一つひとつの看護行為を判断しています。ほかにも、職務規定を重んじる人もいれば、ライフワークバランス、看護師としての自律性、職種間の対等性、チームの調和など、人によってさまざまな基準があります。
　ふだんはあまり意識せずに働いているかもしれませんが、同僚の行為を見て苛立ったとき、あるいは他職種と意見が対立したときなどに、自分の看護を支えている看護観や倫理観に気づくことがあります。看護をしていくうえで、何を大事にしているのかを自分の言葉で伝えられるように心がけていくと、自分の看護観や倫理観が明確になり、怒ることと怒らないことの判断に役立つでしょう。

2 怒ると決めたら上手に怒る

　自分の「怒り」の感情を適切にマネジメントすることは、同僚や部下への指導場面に活用できます。「怒る」「叱る」「注意する」「指導する」は、それぞれ言葉のもつ印象に違いがありますが、本書では「自分と違う価値観（コアビリーフ）に対峙したときの反応」と考えます。ですから、「怒る」とは必ずしも興奮して怒鳴ったり、罵声を浴びせたりすることではありません。

　仕事のうえで部下を注意、指導し、時には叱らなくてはいけない場面があります。そのようなときには、適切な場を選び、適切な表現で伝えることが求められます。注意や指導の目的が、発生した出来事や失敗を繰り返さない再発防止であれば、伝えたいメッセージが相手に的確に伝わることが重要になります。

　また、適切な指導内容であっても、声を荒らげたり、感情的になったりすると、パワーハラスメントになる場合もあります。大勢の前でなされる叱責や人格否定と受け取られるような発言を「公開叱責」といい、パワーハラスメントの一つとなります。これは、上司が感情をコントロールできず、部下とのコミュニケーション不全が原因で起こることが多いので、上司が自身の感情をコントロールでき、部下と円滑なコミュニケーションがとれれば、防ぐことができます。

また、注意、指導し、叱るのは、上司の仕事とは限りません。後輩や同僚に注意、指導しなくてはならない場面はたくさんありますし、上司や管理者に依頼、交渉する場面もあるでしょう。さらに、患者に対して怒らなくてはいけないときもあるでしょう。

　怒るのは「伝える手段」です。私たちは、怒ることで何かを伝えたいのです。ただし、怒るときに相手を攻撃したり、怒鳴り散らしたり、威嚇したり、口汚くののしったりするのは間違った方法です。また、怒りを表情や態度で示している場合、何も言わなくてもわかるだろうと思っているのかもしれませんが、これではほぼ伝わりません。「あの人は不機嫌そうな様子だから近寄らないようにしよう」と思われれば、伝えたいことが伝わらないばかりか、周囲の人からの信頼を失うことになりかねません。

　まず、何に怒っているのか、何を伝えたいのかを考えます。そして自分の感情を添えて相手に伝えるのです。

　怒りをぶちまける傾向が強い人の場合、発散が怒りを和らげるのではなく、むしろ怒りを強めるという研究もあります[1][2]。また、誰かに怒りをぶつけると、受けた側も怒りを感じて怒りを投げ返し、怒りが怒りを呼んで大きく膨らんでいくこともあります。さらに、行き所のない怒りを別の誰かにぶつけてしまう、いわゆる八つ当たりとして怒りを発散する場合もあります。

　怒りを爆発させたり、不適切なかたちで表出したりすることは、怒りを和らげる効果をもたないばかりか、いっそう怒りを増大させ、人間関係を悪くするなどの弊害をもたらします。

---

1) Tavris C (1989). Anger : The Misunderstood Emotion. New York : Simon & Schuster.
2) Tavris C (1984). On the wisdom of counting from one to ten. Review of Personality and Social Psychology, 5：270-291.

アサーティブコミュニケーションを目指す

　怒りを伝える方法の一つとして、アサーティブコミュニケーションを活用してみましょう。アサーティブコミュニケーションは、自分と相手を共に尊重した自己表現、感情表現を目指した手法で、スタッフの感情の表出や良好なコミュニケーションのために活用している職場も多いと思います。アンガーマネジメントと同様、1970年代に米国で発展しました。

　コミュニケーションのとり方には、「攻撃的」「非主張的」「アサーティブ」というタイプがあります。

　攻撃的なコミュニケーションのとり方をする人は、相手より優位に立とうとする傾向があり、自分の意見や考えをはっきりと主張しますが、相手の言い分や気持ちを無視して、結果的に自分の意見を押しつける言動になりがちです。しかし、強引にものごとを進めても後味が悪く、後悔することもあります。

　非主張的で自分の気持ちや考えを言わない人は、一見すると相手を立てているようですが、自分に自信がなく、不安が強く、言っても無駄と諦めているともいえます。看護の仕事では、時に自分の感情を制御することを求められますが、気づかないうちにストレスをため込み燃え尽きてしまうこともあります。欲求不満や怒りがたまって、関係のない人へ八つ当たりしてしまうこともあります。

　そこで目指したいのがアサーティブコミュニケーション、すなわち自分も相手も大切にした自己表現です。お互いに率直に話をすれば、自分の意見に相手が同意しないことも、相手の意見に自分が賛同できないこともあります。そのようなときに、相手を強引に同意させようとしたり、すぐに自分が折れて相手に譲ったりするのではなく、双方にとって納得のいく結論を出そうとする姿勢が大切で

す。多少時間がかかっても、話し合いのプロセスのなかで歩み寄ることで、誤解が解けたり相手を理解したりできるかもしれません。

　また、職場では相手の顔色をうかがって何も言えず非主張的だけれど、家庭では攻撃的な表現になってしまうなど、相手や状況によって変わることもあります。とはいえ、仕事を断れない、頼めない、そして助けを求められずに負担が増えてしまうのは、悪循環です。

　コミュニケーションは、練習することで少しずつ上達し、自分を表現できるようになります。自分の感情を言葉にしてみる、相手の意見を聞き相手の反応をしっかり受け止める、自分の意見を率直に伝えるなど、小さなステップから練習してみてください。これは、異なる意見をもつ人との間で、納得のいく結論を出すために歩み寄ろうとする、日常のコミュニケーションそのものです。

　誰かを怒るという場合、自分の価値観に照らして「これは許せない」という許容範囲から外れる部分に対して怒るため、その境界線を明確にしておきます。上手に怒るポイントは、「ここまでなら許せる」あるいは「これは許せない」という怒る判断基準を周囲に示していくことです。その際は、「こうしてほしい」「これはやめてほしい」という相手への期待や要望を伝えます。その際には、アサーティブな表現を心がけましょう。

3）田辺有理子（2017）．看護職のストレスケアーストレスとは何かを知り「気づき」を確かに得られる環境を整える．看護，69（7）：79-82．
4）平木典子（2009）．アサーション・トレーニングーさわやかな〈自己表現〉のために．改訂版．金子書房，p.15-30．

怒るときの NG ワード

事例　忙しい日にインシデントが発生した！

　業務量の多い日にかぎって、日勤のスタッフが体調不良で欠勤。少ないスタッフのなかで退院、検査出棟、緊急入院、午後から会議もあるのに昼食の時間もとれないほどの忙しさのなかで、スタッフからインシデントの報告を受け、つい怒りをぶつけてしまった。

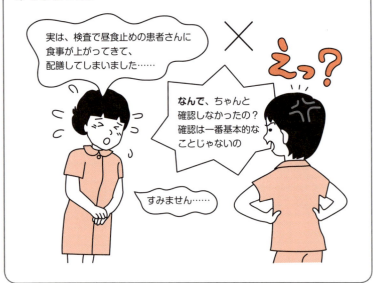

　怒るときには「なんで？」という言葉を使わないようにしましょう。「なんで？」は、原因を探るための疑問形であると同時に、相手を否定する言葉だからです。

　突発的な出来事に対して「なんでこんなことになったの？」「なんで確認しなかったの？」と反射的に質問しがちです。しかし、聞かれたスタッフは答えられないか、もしくは「忙しくて……」「夜

勤で食止めの手続きが確認されていなかったから」など、言い訳するか反論するか、とりあえず謝るか、結局は不毛なやりとりになるだけです。そして、質問している本人も、実のところ理由を聞きたいわけではないのです。

　問題解決のために、出来事の原因を探ることは避けられません。しかし、反射的にたたみかける「なんで？」という言葉の背後には、「普通はこんなことにはならないはず」という思いが隠れていて、本来の原因を探索するやりとりにならないのです。

　反射的に「なんでできなかったの？」と聞くのではなく、ひと呼吸おいて振り返りの時間をもちましょう。落ち着いてから問いかける「なんで？」「どうして？」は、客観的に原因を探るための質問と相手にも伝わります。このように、一緒に考えるという姿勢を示すことが大切です。

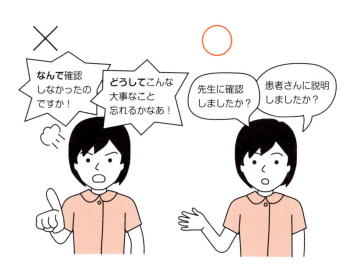

「私」を主語にして話す

　怒ったときに、出来事や事実だけを話していることがあります。相手がどれほど悪いのか、間違っている点を指摘するような発言です。この場合、怒りが強いほど、相手の欠点を追求する発言になりがちです。怒りは自分の価値観を引き金として生じるものですが、相手を主体として話していくと、自分の感情に向き合えなくなります。

　自分の感情や自分の価値観を表現するために、「私」を主語とした言い方で話すように意識してみましょう。これを「私メッセージ」「I（アイ）メッセージ」といいます。

　「だから何が言いたいの？　そんな報告じゃさっぱりわからない」「もっと簡潔に説明して」など、相手を主体とした言い方は、相手を責める印象を強めます。

　「（私が）十分に理解したいから、状況を詳しく聞かせてください」「困ったな。今は急いでいるから、取り急ぎ対応が必要なことだけ報告してください」など、自分の感情や気持ちを添えて、相手に伝えると相手も応じやすくなります。

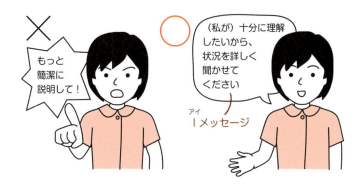

人格ではなく行動に注目する

　感情にまかせて、ものごとを大袈裟に表現したり、相手の人格を否定したりするような発言は控えましょう。あとから「言い過ぎた」と悔やむかもしれないし、相手の信頼を失うかもしれません。

　ミスをしたスタッフに対して「こんな基本的なこともできないなんて看護師として失格よ」「看護師に向いていないんじゃないの？」など、怒った勢いで仕事の進退を迫るような発言をしてはいけません。人格を否定する発言は、パワーハラスメントにもなります。

　ほかにも、「いつもできない」「絶対○○」など、決めつける表現にも注意が必要です。

　怒るときは、人格ではなく、その出来事や相手の行動に着目して、改善を求めるようにします。その基準として、病棟での取り決めやルールが明確化されている場合は、そのルールに照らして「これはいけない」「ここを注意して」と伝えていきましょう。

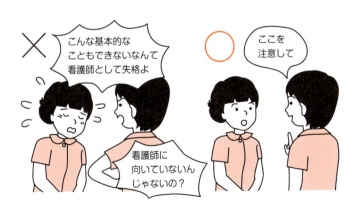

ソリューションフォーカスで怒る

　食事の配膳でも内服薬の確認でも、決められた確認過程にエラーが生じたとしたら、改善する必要があります。

　相手に改善してほしいことを伝えるときのポイントは、ソリューションフォーカス（解決志向）をもつことです。ソリューションフォーカスは、過去のことを持ち出さず、現在生じている出来事のみに焦点を当てること、そして改善案を未来志向で考えるということです。これは、インシデントの原因分析をしないという意味ではありません。

　怒りを表現するときに「前から思っていた」「この際だから言うけれど」と、過去の出来事を掘り返すのは控えたほうがよいでしょう。現在生じている出来事から話が逸れてしまい、言われたほうも「前から思っていたのならそのときに言ってよ」と思うため、お互いに気分を害することになりがちです。

　特に、ミスが起きて指導する状況や、態度面の改善を促す場面など、誰かに注意、指導するときなどは、その出来事に焦点を絞り、相手が答えを出せるように「どうすれば」改善できるか、解決するために「何ができるか」という視点で質問していきます。

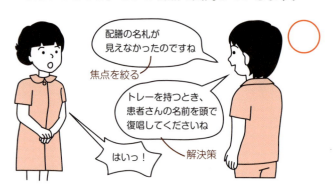

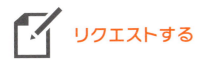
リクエストする

　怒ることは、怒鳴ったり不機嫌な表情をしたりすることではなく、「こうしてほしい」「これはやめてほしい」と相手に自分の期待や要望を伝えることです。それは相手へのリクエストであり、お願いする姿勢であり、見方を変えれば教育なのです。

　感情にまかせて「しっかりして」「ちゃんとやって」などと言われても、相手には何をどうしたらよいのかが伝わりません。「配膳前に指示変更の有無を確認する」「食止めの一覧をダブルチェックで確認する」など、できるだけ具体的で実践可能な行動を提案しましょう。

　後輩指導の場面なら、相手に変わってほしいこと、課題を達成するための目標を設定して、具体的に行動計画を立てていくのもよいでしょう。

　いつまでに、どうなってほしいのか、そのために何をしたらよいのかを、提案し一緒に考えていきます。

　怒りは、自分のコアビリーフ（期待、価値観）や規範から外れた状況に対峙した際に生じる感情です。怒ったときは、自分が何に対して怒っているのか、自分の価値観をみつめて、思考を整理します。相手がいる場合は、その事実とそのときの感情を伝え、修正してほしいことや改善してほしいことを相手にリクエストします。この場合も、一方的に相手に自分の要求を押し付けるのではなく、お互いに納得できるように歩み寄る姿勢が大切です。

おわりに

　皆さんの所属する機関や部署によって、それぞれの機能には特徴があると思います。「寝たきりならスタッフのペースで介助できるけど、うちは患者が動けるから大変で」「意思疎通が図れないからお互いにストレスがあって」と、どこの部署でもさまざまな事情があり大変だという話をお聞きします。しかし、イライラするのは、患者の状態や意思疎通の可否だけの問題ではなく、自分がケアを提供している身近な相手だからです。

　そういう意味では、どこで働いても苛立ちの種はあるのですが、その感情とうまく付き合えるようになれば、怒りやイライラする感情に振り回されることなく、いきいきと働けるようになります。

　アンガーマネジメントは、怒りをはじめとする自分の感情と上手に付き合っていくために、誰もが身につけられる技術です。怒らないようにと思っていても、ついカッとなってしまうことがありますし、怒りたい場面でうまく伝えられずにモヤモヤした感覚が残ることもあります。何でも失敗しながら上達していくのですから、気負わずに試してみてください。

　何事も、理論がわかって技術を覚えても、実践しなければ身につきません。スポーツも練習しなければ上達しないし、ダイエットも実践しなければ成果は上がりません。採血や看護の手技も練習をして経験を重ねるなかで上達したのではないでしょうか。自分の感情との付き合い方も同じです。理論がわかったらすぐに変われるわけではなく、失敗することもありますが、実践を続けていくことが大切です。

　アンガーマネジメントの目的は、怒らなくなることではありません。もともと怒りは防衛反応の一種で、脅威や驚き、不快な状況な

どに対する適応のプロセスです。その対象が人であれば、その人と自分との関係性も影響します。つまり、自分が相手をどうとらえているのか、自分の心を映しているともいえます。

　怒りは自分自身に起因するため、怒りのメカニズムを知ることで、自己のとらえ方が変化していきます。たとえば、自分が怒っているときには「私はこういうときにイラッとしやすい」「今、使える怒りの対処法は何か」などと冷静に考えているもう一人の自分がいることに気がつきます。また、怒ることと怒らないことを区別できると、無駄な怒りに振り回されずに済むようになります。そして、感情をマネジメントできると、仕事の場面だけでなく、家族や友人との関係など、人とのかかわりで生じるストレスを減らして快適に過ごせるようになります。本書がそのための一助となることを願っています。

　私にアイデアを与えてくださる一般社団法人日本アンガーマネジメント協会代表理事の安藤俊介さん、いつも暖かくサポートしてくださる理事、広報、事務局の皆さん、私を元気にしてくれるファシリテーターの皆さん、心よりお礼申し上げます。また、メヂカルフレンド社編集部の皆さん、イラストを描いてくださったスタートラインの寺平京子さん、力強いサポートに感謝いたします。
　本書を手にとってくださった皆さん、ありがとうございます。

2018年7月
田辺有理子

参考文献

安藤俊介 (2016). 自分の「怒り」タイプを知ってコントロールする はじめての「アンガーマネジメント」実践ブック. ディスカバートゥエンティワン.

安藤俊介, デューク更家 (2016). アンガーマネジメント × 怒らない体操 たった6秒で怒りを消す技術. 集英社.

安藤俊介監, 田辺有理子, 他 (2013). ナースのイラッ！ ムカッ！ ブチッ！の解消法59例—ストレスからの「護身術」. 日総研出版.

安藤俊介 (2011). 怒る技術—やさしいだけじゃ, 部下は動かない. PHP研究所.

平木典子 (2009). アサーション・トレーニング—さわやかな〈自己表現〉のために. 改訂版. 金子書房.

宮本真巳 (1995).「異和感」と援助者アイデンティティ—感性を磨く技法. 日本看護協会出版会.

田辺有理子 (2014). アンガーマネジメントを看護管理に生かしてみよう①「怒り」の性質とタイプ. 看護展望, 39 (4) : 378-382.

田辺有理子 (2014). アンガーマネジメントを看護管理に生かしてみよう②怒らない技術と怒る技術. 看護展望, 39 (5) : 468-473.

田辺有理子 (2016). イライラとうまく付き合う介護職になる！ アンガーマネジメントのすすめ. 中央法規.

田辺有理子, 池埜聡, 石井隆之, 菅原洋平監 (2017). イライラと賢くつきあい活気ある職場をつくる 介護リーダーのためのアンガーマネジメント活用法. 第一法規.

菅原洋平監, 田辺有理子, 池埜聡, 石井隆之著 (2017). マンガでわかる介護のイライラ・モヤモヤをスッキリさせる4つの方法. おはよう21, 4月号増刊.

湯川進太郎 (2008). 怒りの心理学—怒りとうまくつきあうための理論と方法. 有斐閣.

著者紹介

田辺有理子　　Yuriko Tanabe

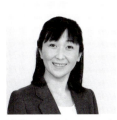

横浜市立大学医学部看護学科講師
精神看護専門看護師、保健師、精神保健福祉士、一般社団法人日本アンガーマネジメント協会　アンガーマネジメントシニアファシリテーター、アサーティブヒューマンセンター認定トレーナー。

北里大学大学院看護学研究科修士課程修了（看護学修士）。看護師として大学病院勤務を経て、2006年より大学教員として看護教育に携わり、2013年より現職。看護師のメンタルヘルス、医療現場の暴力・暴言の問題、看護倫理などにアンガーマネジメントを活用した研修を提供している。

著書に、『イライラとうまく付き合う介護職になる！　アンガーマネジメントのすすめ』（中央法規、2016）、『イライラと賢くつきあい活気ある職場をつくる　介護リーダーのためのアンガーマネジメント活用法』（第一法規、2017）、共著に、安藤俊介監修、日本アンガーマネジメント協会ファシリテーター共同執筆『ナースのイラッ！ムカッ！ブチッ！の解消法59例―ストレスからの「護身術」』（日総研出版、2013）などがある。

ナースのためのアンガーマネジメント
―怒りに支配されない自分をつくる7つの視点―　　　　定価（本体1,800円＋税）

・・

2018年7月13日　　第1版第1刷発行
2024年3月25日　　第1版第4刷発行

著　者　田辺有理子 ©　　　　　　　　　　　　　　　　　　　〈検印省略〉

発行者　亀井　淳

発行所　株式会社メヂカルフレンド社

〒102-0073　東京都千代田区九段北3丁目2番4号
麹町郵便局私書箱48号　電話(03)3264-6611　振替　00100-0-114708
https://www.medical-friend.jp

Printed in Japan　落丁・乱丁本はお取り替えいたします　　印刷／奥村印刷㈱　製本／㈱村上製本所
ISBN978-4-8392-1631-5　C3047　　　　　　　　　　　　　　　　　　　106068-081

本書の無断複写は、著作権法上での例外を除き、禁じられています。
本書の複写に関する許諾権は、㈱メヂカルフレンド社が保有していますので、複写される場合はそのつど事前に小社（編集部直通 TEL　03-3264-6615）の許諾を得てください。